十二元大环内酯类化合物研究

安亚楠　黄孟军　唐小龙　著

化学工业出版社

·北京·

内容简介

《十二元大环内酯类化合物研究》是国内外首次以苯二酚内酯家族中十二元大环内酯亚组为研究对象的一本专著，结合国内外大量相关文献及著者系列研究成果论述。本书系统全面地阐述了迄今被报道的十二元大环内酯类化合物的生物来源、化学结构、生物活性、生物合成等多方面特征，并对该类型化合物的分离纯化方法、结构解析策略及绝对构型快速确定方法进行整理总结。本书既有对前人工作的整理总结，也有对著者科研成果的阐述，理论性和创新性并重。本书对从事植物化学、中药学、微生物学、天然药物化学相关研究人员及从事天然药物研发的工作人员具有一定参考价值和借鉴意义。

图书在版编目（CIP）数据

十二元大环内酯类化合物研究/安亚楠，黄孟军，
唐小龙著.—北京：化学工业出版社，2024.8（2025.4 重印）.
ISBN 978-7-122-45790-5

Ⅰ.R979.1

中国国家版本馆 CIP 数据核字第 20246HV620 号

责任编辑：王　芳　窦　臻　　文字编辑：张瑞霞
责任校对：宋　夏　　　　　　　装帧设计：关　飞

出版发行：化学工业出版社
　　　　　（北京市东城区青年湖南街 13 号　邮政编码 100011）
印　　装：北京机工印刷厂有限公司
787mm×1092mm　1/16　印张 13　字数 267 千字
2025 年 4 月北京第 1 版第 2 次印刷

购书咨询：010-64518888　　　售后服务：010-64518899
网　　址：http://www.cip.com.cn
凡购买本书，如有缺损质量问题，本社销售中心负责调换。

定　　价：68.00 元　　　　　版权所有　违者必究

前言

十二元大环内酯（RAL_{12}）是一类天然存在的具有 β-二羟基苯甲酸并合大环内酯侧链的内酯类化合物。1971 年，自第一个该类化合物——毛色二孢素从可可毛色二孢菌（*Lasiodiplodia theobromae*）发酵液中被分离鉴定以来，因其具有较强的马铃薯块茎诱导活性而引起广泛关注。随着分离纯化技术日新月异，迄今已有 70 余个该类型化合物相继被解析鉴定出来，来源包括青霉属、总状共头霉、网斑病菌、支顶孢属菌、嘴突凸脐蠕真菌、弯孢霉属和毛双孢属等多种真菌，且多数结构均显示出较好的生物活性，如抗肿瘤、抗菌、抗疟疾及植物保护等，在天然药物活性先导物的发现及新药研发中的作用越发重要。

本书以一株云南文山三七根际土壤来源的青霉属真菌 *Penicillium* sp.（SYP-F-7919）为研究对象，结合十二元大环内酯类化合物特殊的紫外吸收特征，即在 220nm、260nm 和 300nm 处分别有三个强度较高的吸收峰，实现了一系列结构新颖的十二元大环内酯类化合物分离和纯化。此外，在对该类化合物进行结构解析的过程中，通过对其中四对差向异构体氢谱和碳谱数据的分析整理，发现可根据其结构中 C-8 位的 2 个氢信号及耦合常数大小快速判断其 C-7 位绝对构型，为此类结构的快速鉴别提供理论依据。

本书阐明了十二元大环内酯类化合物的生物合成途径，即首先由高度还原型聚酮合酶利用一分子乙酰辅酶 A 和 3 分子丙二酸单酰辅酶 A 为原料合成 8 个碳原子长度的饱和碳链，该 8 碳饱和碳链被非还原型聚酮合酶结构中的起始单元酰基转移蛋白结构单元识别，作为非还原型聚酮合酶的起始结构单元，然后再利用 4 分子丙二酸单酰辅酶 A 作为延伸单元合成非还原聚酮结构部分，再在非还原型聚酮合酶的产物模板结构域作用下通过聚酮链 2，7 位环合生成结构中的芳环部分，最后在不同的硫酯酶结构域作用下水解释放聚酮链产物同时实现内酯环的合成，生成十二元大环内酯类化合物。

本书阐述了著者前期研究中获得的十二元大环内酯类结构的生物活性评价结果，发现其中 3 个成分对多种恶性肿瘤细胞株具有较强的生长抑制活性，同时也显示出强于氢化可的松（日常用抗炎药物）的抗炎作用，在丰富天然 RAL_{12} 类结构的同时，也为新天然产物来源的药物先导化合物研发提供基础和依据。

本课题来源于云南省重大科技支撑计划项目（2013FC008），也是著者安亚楠博士研究课题，本研究由著者安亚楠完成。本书由安亚楠、黄孟军、唐小龙共同整理而成。

本书得到重庆市自然科学基金（cstc2020jcyj-msxmX0849）、重庆文理学院科研项目（R2018SCH10 和 R2021SYX05）以及重庆文理学院学术专著出版资助等共同资助。

由于著者学识水平等有限，书中未尽事宜望读者批评指正。

安亚楠

2024 年 2 月

目录

1

绪　论

天然产物及其结构信息是药物发现的重要源泉之一，在新药发现中占有非常重要的地位。据统计，1981～2019 年间美国 FDA 批准上市的 1881 个新化学实体药物中，天然产物（N）直接作为新药使用的占 3.8%，天然产物的衍生化产物（ND）作为药物使用的占 18.9%，含天然产物骨架的合成类似物（S*/NM）及合成化合物中引入天然产物药效基团的新化学实体（S*）分别占比 11% 和 3.2%，合计直接或间接来源于天然产物的新化学实体占上市药物的 36.9%，如图 1-1 所示。

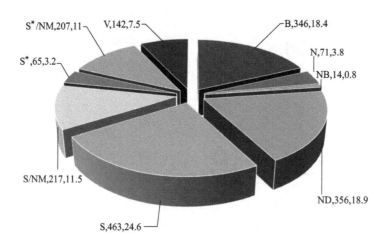

图 1-1　1981～2019 年间 FDA 批准的所有新药

B 代表生物来源药物，通常是从生物体或细胞系中分离出来的或通过生物技术手段在替代宿主中产生的大的（>50 个残基）肽或蛋白质；N 代表天然产物来源药物；NB 代表天然产物中的植物来源药物；ND 代表天然产物衍生物药物；S 代表全合成药物；S* 代表通过全合成获得，但药效基团来自天然产物；V 代表疫苗；NM 代表天然产物仿制品

自然界中层出不穷、不同结构类型的天然产物为药物合成化学家提供了足够的想象空间，也为有机合成方法学的研究和发展提供了最直接的推动力。值得一提的是目前临床上所使用的经典药物几乎都是以天然产物为先导化合物发现的，其中世界上最畅销的前 20 种药物中，仍有 9 种药物为天然产物本身。但随着科技的进步，药物耐药性越来越严重，从传统天然产物中获得新的活性化合物越发困难，在此大背景下微生物资源异军突起，开始成为新药物先导化合物的源泉之一。

1.1　微生物药物研究与开发现状

微生物是地球上最庞大的物种资源和基因资源库，约占地球生物总量的 60%。据 *Nature* 报道的世界有机物种分布图可知（图 1-2），真菌和细菌分别是世界上仅次于昆虫的第二和第三大生物资源，数目巨大，总数约为传统药用植物的 8 倍。面对复杂、残酷的自然环境，微生物进化出了结构多样、活性显著的天然产物（次级代谢产物）作为武器来对抗或防御自然界的天敌和竞争者，从而得以生存繁衍。这样的"物竞天择、适者生存"机制致使微生物次级代谢产物成为新的药物先导化合物的重要来源之一，也逐渐成为人们发现新药的不竭源泉。

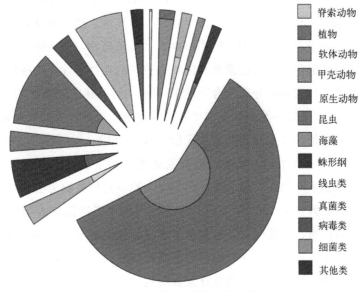

脊索动物
植物
软体动物
甲壳动物
原生动物
昆虫
海藻
蛛形纲
线虫类
真菌类
病毒类
细菌类
其他类

图 1-2　世界有机物种分布图

自 17 世纪，荷兰"光显微镜之父"列文虎克首次通过自制的显微镜观察到细菌，人类便开启了微生物世界的大门。据统计，迄今从微生物次级代谢产物中发现的活性天然产物总数已超过 23000 个，其中有 200 余种已经被广泛应用于临床，如 1928 年由英国科学家亚历山大·弗莱明意外发现的抗菌类药物青霉素，青霉素的问世揭开了人们对微生物药物研究领域的序幕，至 1943 年青霉素正式应用于临床实践中，并在第二次世界大战期间发挥重要作用，挽救了数以百万计伤员的生命，是药物研发史上一个具有开天辟地意义的里程碑，弗莱明也因此获得了 1945 年的诺贝尔生理学或医学奖。此后，在 1943 年，美国土壤微生物学家 S·A·瓦克斯曼从一株灰色链霉菌中分离得到了一种对结核分枝杆菌具有强烈抑制作用的活性物质，并将其命名为"链霉素"。链霉素也是第一个被应用于治疗"千百年来最严重的感染性疾病"——肺结核的有效药物，结束了结核分枝杆菌吞噬人类生命的悲惨历史，开启了结核病治疗的新篇章。其发现者 S. A. 瓦克斯曼也因为此重大发现而荣获 1952 年的诺贝尔生理学或医学奖，也因为 S. A. 瓦克斯曼最先将抗菌物质命名为"antibiotic"，即抗生素，因此又被称为"抗生素之父"。链霉素的发现激发了世界各地科学家对于抗生素的研究热情，至 20 世纪 40 年代末，卡那霉素、阿霉素、庆大霉素、红霉素、螺旋霉素、麦迪霉素及林可霉素等一批抗生素相继成功问世，迎来了抗生素家族的大兴盛时期。其中从土壤链霉菌中发现的大环内酯类抗生素阿维菌素更是成为 2015 年全世界关注的化合物之一,其在治疗盘尾丝虫病和淋巴丝虫病方面具有很好的疗效,日本科学家大村智和爱尔兰科学家威廉·C. 坎贝尔因为在该药物研发中的突出贡献而获得了 2015 年诺贝尔生理学或医学奖。

之后,微生物药物的研发又先后经历了"1950~1960 年抗生素新骨架发现的黄金时期""1970~1990 年微生物药物新骨架发现的衰退期"和"20 世纪末微生物药物新骨架发现的瓶颈期"三个阶段。在 1950~1960 年期间,青霉素和链霉素的先后问世,极大地刺激了药学家们在全球范围内寻找微生物药物的热情,这一时期,科学家们几乎发现了目前临床使用的绝大多数类型的广谱抗生素类抗菌药物,如头孢菌素类、大环内酯类、糖肽类、环丝氨酸类等,对细菌和真菌均有较好的抑制活性,这些抗生素主要是从链霉菌中分离出来,约占所有分离化合物的 70%~80%。其中的多黏菌素是 1947 年发现并在 1950 年左右上市的一类多肽类抗生素,其对革兰氏阴性菌具有明显的杀灭活性,在临床上被称为是"治疗多重耐药的革兰氏阴性菌的最后一道防线"。在经历了这一黄金时期后,1970~1990 年期间,抗生素的研发效率开始呈现衰退趋势,尽管发现的新的活性化合物数量仍不断增加,但主要以已知化合物及其类似物为主,新骨架类型的抗生素数量屈指可数。其中在 1987 年发现的环脂肽类抗生素达托霉素新骨架后,再无新骨架类型的抗生素问世。与此同时,有关抗生素在临床上的不当使用,也导致新病原体及多重耐药菌株的不断出现。这一时期微生物药物研发的另一特点是越来越多非抗菌活性的微生物次级代谢产物被相继发现并开发成药物使用,如抗肿瘤药物阿霉素、抗寄生虫药物阿维菌素、饲料添加剂莫能菌素、除草剂草铵膦、免疫抑制剂环孢菌素及用于高脂血症治疗的他汀类药物等,这也标志着微生物药物的研发开始从简单的抗菌活性转变为治疗其他生理性疾病。随后,从 20 世纪 90 年代起人们从微生物中发现新的次级代谢产物数量仍呈现上升趋势,但新骨架的发现愈发艰难。这一时期临床上对于多重耐药菌株、新出现的分枝杆菌、HIV 等治疗药物的迫切需求,促使了分离鉴定新技术——高通量筛选技术的诞生,并因其高效、快速、准确率高等优势备受青睐。伴随人类基因组计划的完成,许多与非感染性疾病相关的靶点被相继发现和验证,进一步提高了高通量筛选的效率及具有生理活性的非抗生素类化合物的发现概率,具有药理活性的非抗生素类化合物的发现比例显著上升,真菌来源的天然产物占比不断增加(高达 50%),逐渐成为微生物药物中的研究热点。

直至 21 世纪,微生物药物的研发开始面临新的挑战。在当今世界,随着科技的发展进步和人们生活水平的提高,快速的生活节奏、巨大的工作压力和不健康饮食等导致恶性肿瘤、心脑血管疾病、感染性疾病、脂代谢疾病及各种耐药细菌、真菌引起的疾病极大地威胁着人类的生命健康。尤其是对抗生素的不合理使用现象越发显著,导致细菌耐药现象和"超级细菌"的相继涌现。而且,不光人类服用抗生素,现代养殖业中也大量使用抗生素,越发加剧了"超级细菌"的产生。以上现象促使科学家们逐渐将目光转向具有靶向性的窄谱类抗生素及其他研究相对较少的特境微生物资源。

特境微生物（specialty microorganism）即特殊生态环境微生物的简称，包括生活在极端环境、极地冰川、海洋、动植物内环境、植物根际等环境的微生物。这些特殊环境微生物在适应特殊生存环境的长期过程中，进化出许多独特的次生代谢途径和基因类型，特殊的生理机制及特有的代谢产物，导致它们能够代谢出一些结构新颖且具有特殊活性的化合物，因此成为新型药物先导化合物的重要来源。

1.2 植物根际微生物次级代谢产物研究概况

植物根际微生物（rhizosphere microorganisms）近年来正逐渐成为药学研究者及新药研发人员关注的热点，有关于根际微生物次级代谢产物的研究越来越凸显。植物根际是指距离根表面 1~4mm 范围，甚至更小区域内的土壤。这一概念最先是由德国微生物学家 Lorenz Hiltner 在 1904 年提出的。在植物的生长发育过程中，根系的不同部位会分泌出一些无机离子和有机物，它们统称为根系分泌物，主要包括根渗出液、植物黏液、溶解物质、植物死细胞及 CO_2 气体等。根系分泌物能够吸引不同类型的微生物在植物根际周围聚集成为根际微生物。此外，根系分泌物的种类和数量也影响着根际微生物的代谢和生长发育，进而对根际微生物的种类、数量和分布产生影响。近年来，研究人员通过采用对根际区域土壤 DNA 的 16S rRNA 基因序列分析、DNA 杂交分析以及脂肪酸型分析等方法，证实了根际区域的微生物群落种类与非根际区域的微生物群落种类存在着较大的差异，不同植物的根际区域微生物种类和数量也有明显的区别。

另外，由于环境和生态条件的不同，导致植物根系土壤表现出特定的根际效应。根际效应对土壤的性状、植物养分的吸收和生长发育均有明显的影响。而根际微生物群落也可以通过产生不同类型的抗生素及其他可以促进植物生长发育的成分，从而改变植物的营养动力学，同时也可以改变植物对疾病或非生命环境压力的敏感性，进而诱导植物产生一定的抗病能力和对抗植物病原菌的生物防治能力等。

因此，植物根际微生物不仅可能蕴含着丰富的天然产物资源，同时也对植物的生长发育及病害防治有很大的作用，具有广阔的研究开发前景。从根际区域的微生物群落中寻找产生活性次级代谢产物的菌种是药物先导化合物发现的又一条有效途径。

相对于研究相对较多的特异生境微生物如深海微生物、地衣内生微生物、植物内生菌、极地微生物及湿地微生物等，有关于植物根际微生物次级代谢产物的报道相对较少。目前已报道的来源于植物根际微生物次级代谢产物的主要结构类型有聚酮类、生物碱类、大环内酯类、萜类、蒽醌类、双苯吡酮类及酚酸类等，表现出的生物活性有细胞毒活性、抗真菌作用、抗菌作用等。

1.2.1 聚酮类化合物

聚酮类化合物是一类极为常见的微生物次级代谢产物，具有多种多样的生物活性，同时也是多种结构新颖的活性次级代谢产物生物合成的前体或中间物质。2012 年 Rolf Müller 等人从一株希腊乔桧根际放线菌（Lv1-48）中分离得到一个新骨架类型的聚酮类化合物（**1**），但在对其进行抗菌活性及细胞毒活性测试时，并未显示出一定的活性结果。2013 年中国医学科学院北京协和医学院肖春玲教授课题组从一株云杉根际青霉属真菌中分离得到三个新的聚酮类化合物（**2～4**），其中化合物 **2** 和 **3** 显示出中等强度的头孢菌素酶抑制活性。2015 年中国科学院海洋研究所王斌贵研究员课题组从一株红树林根际曲霉属真菌 MA-15 中分离得到一系列具有一定抗菌活性的聚酮类化合物（**5～9**），其 IC$_{50}$ 在 0.5～64.0μg/mL 的范围内。2020 年，云南大学分子功能分析和生物转化重点实验室丁中涛教授课题组在对一株来源于铁皮石斛根际土壤的山野壳菌科 *Paraphaeosphaeria* 属真菌进行化学成分研究时，从中获得六个具有家蚕幼虫拒食活性和抗病原真菌活性的聚酮类化合物（**105～110**），MIC（最低抑菌浓度）范围为 16～64μg/mL。同年，中国科学院昆明植物研究所黄胜雄教授团队成员从一株根际土壤来源的链霉菌中分离得到一系列五环骨架的聚酮类化合物（**111～119**），该类结构对耐甲氧西林金黄色葡萄球菌具有较好的抑制活性（MIC 0.20～50.0μg/mL）。根际微生物来源的聚酮类化合物结构见图 1-3。

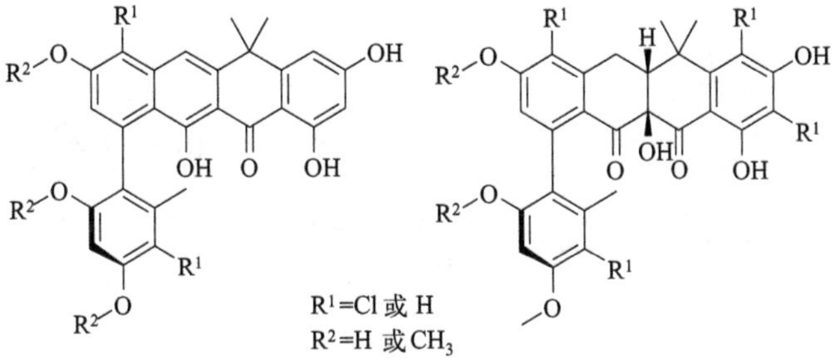

R¹=Cl 或 H
R²=H 或 CH₃

111~119

图 1-3　根际微生物来源的聚酮类化合物结构

1.2.2　萜类化合物

　　萜类化合物在植物界分布极广，藻类、菌类、地衣类、苔藓类、蕨类、裸子植物及被子植物中均有存在。来源于植物根际微生物次级代谢产物的萜类成分数目还相对较少。2003年美国亚利桑那大学 A. A. Leslie Gunatilaka 教授课题组发表了第一篇关于植物根际土壤真菌次级代谢产物的研究成果，从一株索诺兰沙漠中的仙人掌根际土壤土曲霉真菌液体发酵产物中分离得到一系列结构新颖的倍半萜类成分（10~16），活性结果显示其均具有中等强度的抑制人类肿瘤细胞株 NCI-H460、MCF-7、SF-268 的作用，其 IC_{50} 值在 4.1~28.0μmol/L 范围内。2012年中国科学院海洋研究所王斌贵研究员课题组在对一株红树林根际青霉属真菌 MA-37 进行次级代谢产物研究时，从其固体大米发酵产物中分离得到一系列的杂萜类结构（17~21），但该类成分在抗菌活性测试中并未显示出活性。2014年该课题组又从一株红树林植物榄李的根际双侧青霉菌 MA-267 的固体大米发酵产物中分离得到两个新骨架类型的倍半萜类成分（22，23），均显示出较好的抑制炭疽真菌活性（MIC 值分别为 1.0μg/mL 和 0.125μg/mL）。2015年昆明植物研究所黎胜红研究员课题组对一株巴山松根际真菌进行化学成分研究，从中分离得到了 5 个半日花烷型二萜类成分（24~28），均显示出一定的植物毒性作用。根际微生物来源的萜类化合物结构见图 1-4。

1.2.3　生物碱及其他含氮类化合物

　　2012年中国海洋大学李德海教授课题组从一株红树林根际真菌疏展曲霉 H1-1 中分离得到两个新的二酮哌嗪类生物碱（29，30），对其进行体外细胞毒活性评价时发现化合物 30 显示出较强的 P388 肿瘤细胞抑制活性，IC_{50} 值为 1.83μmol/L。同年该课题组又从一株芦苇根际链霉菌属放线菌 CHQ-64 中分离得到了一系列新的异戊二烯类生物

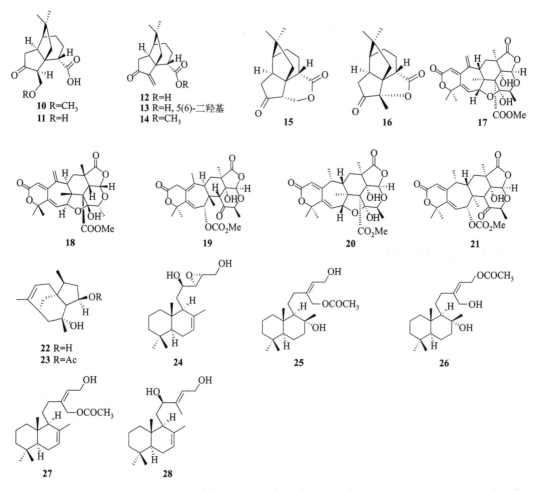

图 1-4 根际微生物来源的萜类化合物结构

碱（31～37），其中化合物 37 显示出强的肿瘤细胞株抑制活性，IC_{50} 值低于 $1.01\mu mol/L$，化合物 32 显示出中等强度的 HCT-8 和 A549 肿瘤细胞抑制活性，IC_{50} 值分别为 $6.96\mu mol/L$ 和 $4.88\mu mol/L$。2013 年该课题组又从红树林根际真菌疏展曲霉 H1-1 中分离得到 4 个新的二酮哌嗪类生物碱（38～41），体外细胞毒活性测试结果显示化合物 39 和 40 具有较强的 P388、HL-60 及 A549 肿瘤细胞株抑制活性，IC_{50} 值范围在 $1.43\sim 11.3\mu mol/L$ 之间。2014 年厦门大学邓贤明教授课题组从一株狼牙刺根际链霉菌属 xzqh-9 中分离得到两个新的螺环吲哚类生物碱成分（41，42），其中化合物 42 显示出弱的酪氨酸激酶抑制活性。2015 年，王斌贵研究员课题组从一株采自于泰国安达曼群岛红树林根际赤散囊菌 MA-150 中分离得到 3 个结构新颖的生物碱类化合物（43～45），其中化合物 43（LD_{50} $2.43\mu mol/L$）显示出强于阳性药秋水仙碱（LD_{50} $19.4\mu mol/L$）的盐水虾杀伤力作用。同年云南大学丁中涛教授课题组在对一株云南文山三七根际真菌的次级代谢产物进行研究时，从中分离得到一系列新的生物碱类化合物（46～50），均具有较好的抗根腐病病原菌茄腐镰刀菌的活性，其 MICs 值在 $16\sim 128\mu g/mL$ 的范围内。根际微生物来源的生物碱类化合物结构见图 1-5。

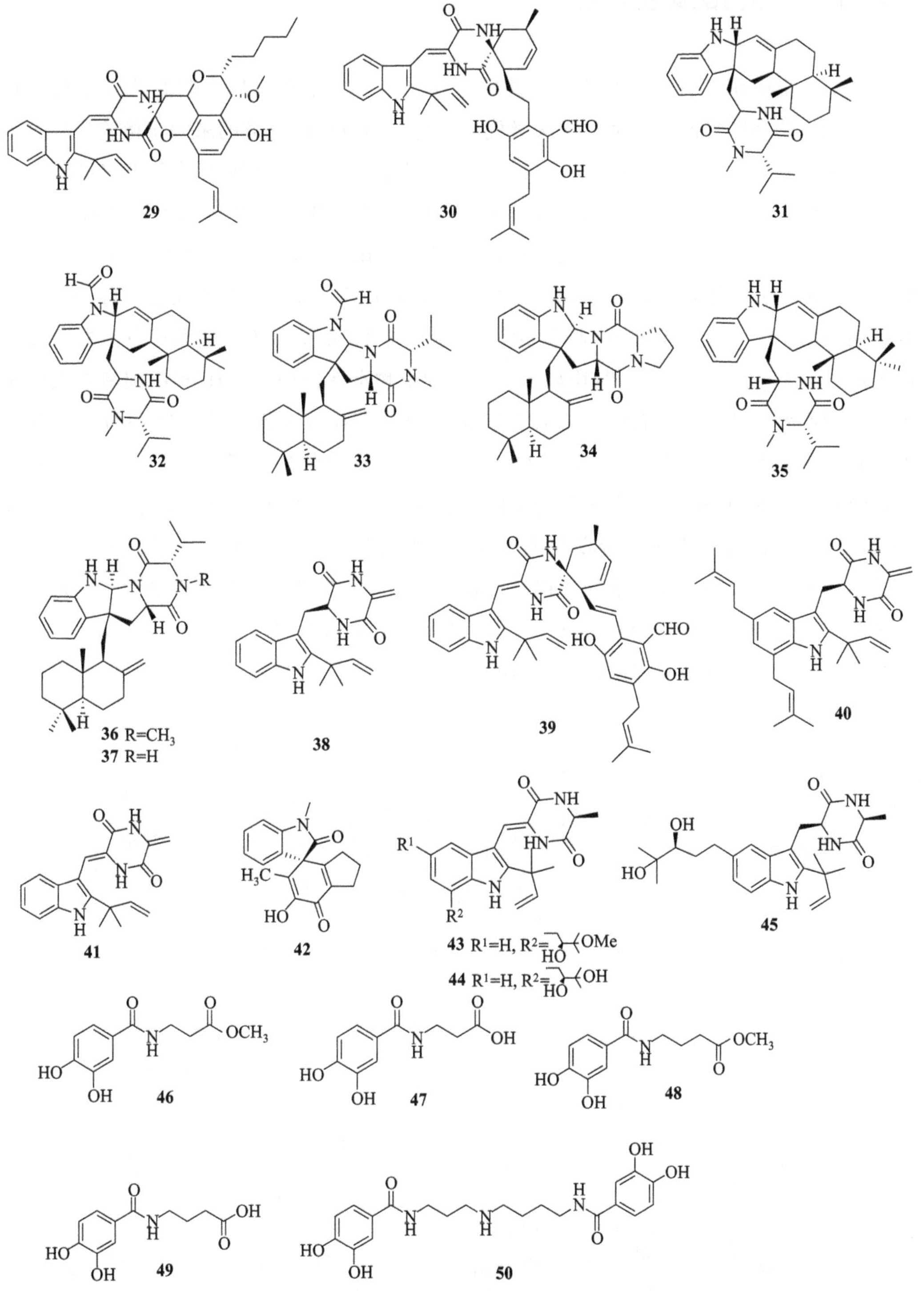

图 1-5　根际微生物来源的生物碱类化合物结构

1.2.4 大环内酯类化合物

目前广泛应用于临床的大环内酯类抗生素在治疗感染性疾病中起着非常重要的作用，它们中的多数来源于微生物的次级代谢产物。但目前已报道的来源于植物根际这个特殊环境中的该类成分相对较少。2013年中国科学院海洋研究所王斌贵研究员课题组从一株红树林根际真菌苏门答腊青霉 MA-92 中分离得到一系列新的大环内酯类成分（**51～56**），其中硫代大环内酯类化合物 **51～53** 显示出较强的细胞毒活性，其 IC_{50} 值在 $3.8～10\mu mol/L$ 范围内。同年 Eduardo José Crevelin 等人在对一株红树林根际链霉菌属放线菌 AMC 23 进行研究时发现了一系列巴菲霉素类 16 元大环内酯类成分（**57～63**），该类成分在 $10\mu g/mL$ 的浓度时均显示出一定的植物毒性作用。2015年中国海洋大学朱天娇与李德海教授课题组合作从一株芦苇根际链霉菌属放线菌 CHQ-64 中分离得到一系列新的多烯大环内酯类成分（**64～69**），虽然这些化合物均未显示出较好的细胞毒活性，但化合物 **64** 和 **65** 显示出显著的抗白色念珠菌活性，其 MIC 值分别为 $25\mu g/mL$ 和 $50\mu g/mL$。2016年，泰国玛希隆大学与大阪生物科学与生物技术合作研究中心研究人员从一株来源于植物根际土壤的动孢菌属真菌 44EHW 发酵液中分离得到两个结构新颖的多烯大环内酯类成分（**120，121**），活性评价结果显示它们具有广谱的抗真菌活性且对病原酵母菌具有较好的抑制作用（MIC $16～32\mu g/mL$）。根际微生物来源的大环内酯类化合物结构见图 1-6。

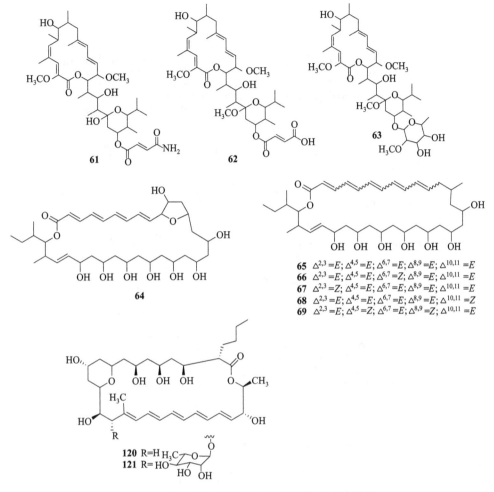

图 1-6　根际微生物来源的大环内酯类化合物结构

1.2.5　蒽醌及双苯吡酮类化合物

　　2006 年美国亚利桑那大学 A. A. Leslie Gunatilaka 教授课题组对一株采自于蟹爪仙人掌根际的毛壳属真菌次级代谢产物进行研究，从其发酵产物中分离得到一系列新的蒽醌和双苯吡酮类结构（**70~79**），其中化合物 **70** 对 7 株人肿瘤细胞株 ［肺癌细胞（NCI-H460），乳腺癌细胞（MCF-7），人神经癌细胞（SF-268），人前列腺癌细胞（PC-3，PC-3M，LNCaP，DU-145）］均显示出较强的细胞毒活性，其 IC_{50} 值在 $0.65 \sim 3.6 \mu mol/L$ 范围内。2014 年云南大学赵立兴教授课题组从一株编号为 YIM PH30001 的三七根际曲霉菌属真菌代谢产物中发现了一系列具有较强抗菌活性的蒽醌及双苯吡酮类化合物（**80~91**），其中化合物 **82**、**83**、**85**、**86** 显示出强的抗菌活性，其 MIC 值在 $8 \sim 32 \mu g/mL$ 的范围内。根际微生物来源的蒽醌和双苯吡酮类化合物结构见图 1-7。

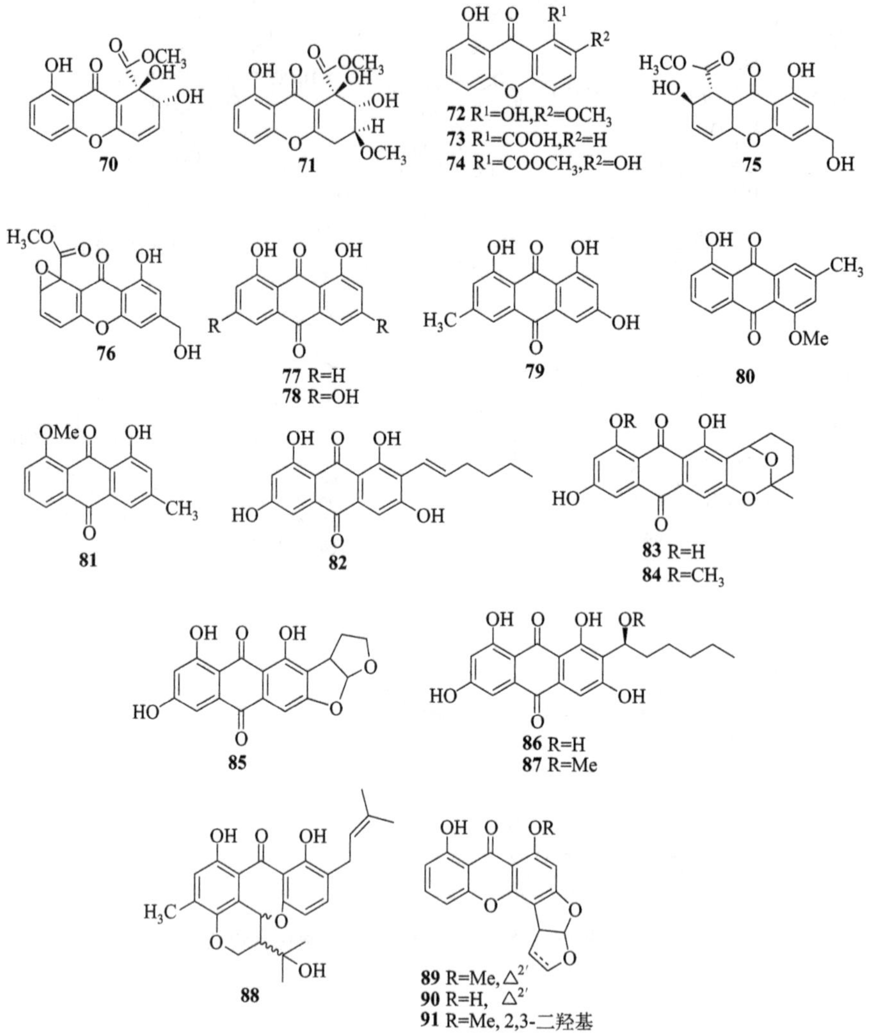

图 1-7 根际微生物来源的蒽醌和双苯吡酮类化合物结构

1.2.6 其他类成分

2012 年 Zhou Le 等人从瑞香狼毒根际真菌疣孢青霉 YL-52 代谢产物中分离得到了 3-(2-羟基戊基)-8-羟基-3,4-二羟基异香豆素（**92**）和（*E*）-3-[2,5-二氧代-3-（异丙烯基）吡咯烷]丙烯酸（**93**），其中化合物 **92** 显示出较强的抑制金黄色葡萄球菌和大肠杆菌作用，MIC 值分别为 $2.5\mu g/mL$ 和 $5.0\mu g/mL$。此外，化合物 **92** 还显示出较强的抑制链格孢菌、弯孢菌、葡萄座腔菌等植物病原真菌的作用。2014 年东北农业大学生命科学学院向文胜教授课题组从一株采集自无花果根际土壤的异壁放线菌

NEAU 119 中分离得到了 2 个新的环戊烯酮类化合物（**94**，**95**）。同年，中国海洋大学医药学院李德海研究团队从一株红树林根际离生青霉真菌 GWQ-143 中分离得到四个新的化合物，penipyrol A（**96**），penipyrol B（**97**），peniamidones A-B（**98**，**99**），均显示出较好的 DPPH 自由基清除活性，IC$_{50}$ 为 4.7～15.0μmol/L。2016 年云南大学化学科学与工程学院丁中涛教授课题组从一株三七根际土壤链霉菌 S2236 中分离得到了一个具有四氢噻喃并四氢呋喃新颖骨架的新化合物 Neopeapyran（**100**）和一个新的结构中有两个不常见 D 型氨基酸的环肽类化合物（**101**），其中化合物 **101** 显示出中等强度的抗白色念珠菌和金黄色葡萄球菌的活性。根际微生物来源的其他类型化合物结构见图 1-8。

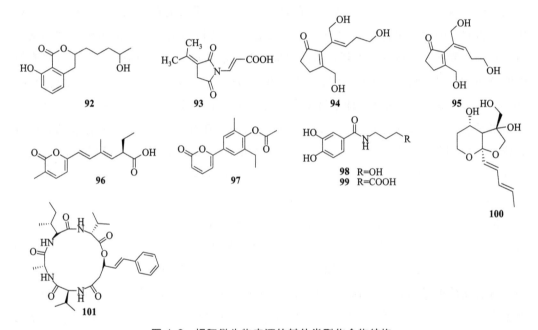

图 1-8　根际微生物来源的其他类型化合物结构

1.3　十二元大环内酯（RAL$_{12}$）类化合物的研究现状

1.3.1　十二元大环内酯类化合物的结构与来源

二羟基苯甲酸内酯（resorcylic acid lactones，RALs）是一类以 β-二羟基苯甲酸并合大环内酯侧链为母核结构的，广泛产自多种真菌菌株次级代谢产物的聚酮类衍生物。根据其母核结构中所并合大环内酯部分环的大小，通常可被分为八元大环内酯

（RAL$_8$）、十元大环内酯（RAL$_{10}$）、十二元大环内酯（RAL$_{12}$）和十四元大环内酯（RAL$_{14}$）等四个亚组。在这些结构亚组中，研究较多的除了 RAL$_{14}$ 类化合物以外，即为 RAL$_{12}$ 类化合物。自 1971 年第一个 RAL$_{12}$ 类化合物毛色二孢素从可可毛色二孢菌次级代谢产物中被分离得到以来，目前已有超 70 个该类型结构相继被报道自青霉属、总状共头霉、网斑病菌、支顶孢属菌、嘴突凸脐蠕真菌、弯孢霉属和毛双孢属等真菌次级代谢产物中被发现，且多数显示出较好的抗肿瘤、抗真菌、抗菌、抗疟疾及植物保护等生物活性，因此在新药活性先导物的发现及新药研发中的作用越发重要。目前已报道的 RAL$_{12}$ 类化合物的结构及其来源叙述如表 1-1 所示。

化合物 **1**［(3R)-毛色二孢素］和化合物 **2**［(R)-去甲氧基-毛色二孢素］是最早被发现的两个 RAL$_{12}$ 亚组化合物结构，它们于 1971 年从可可毛色二孢菌发酵产物中被首次分离得到。随后，化合物 **1**［(3R)-毛色二孢素］又相继从大戟属植物铁海棠和葡萄翁属真菌发酵产物中被分离得到，活性评价结果显示其较强的抗白血病活性，并具有较强的卵巢癌细胞 A2783 生长抑制活性（IC$_{50}$ 为 5.8μmol/L）。1978 年，化合物 **49**（*trans*-resorcylide）首次从一株未被鉴定的青霉属真菌发酵产物中被分离得到，活性评价结果显示其具有细胞毒活性和植物生长抑制活性，其对大鼠 L-5178 Y 肿瘤细胞株具有较强的抑制作用，ID$_{50}$ 为 1.5μg/mL。1994 年，Nakamori 等人从可可毛色二孢菌 IFO 31059 发酵产物中分离得到了一系列具有马铃薯块茎诱导活性的成分，其中化合物 **5**［(3R)-5-氧代-毛色二孢素］和 **6**［(3S,5R)-5-羟基-毛色二孢素］均属于 RAL$_{12}$ 类亚组结构。2006 年，R. Yang 等人从一株南海马尾藻内生真菌 No. ZZF36 发酵产物中分离得到了五个 RAL$_{12}$ 类结构（化合物 **1**，**3**，**7**，**18** 和 **21**），抗菌活性评价结果表明它们均不显示抑菌活性。2011 年，化合物 **7** 和 **18** 又从总状共头霉菌代谢产物中被分离得到，细胞毒活性结果显示，化合物 **7** 对胆管癌（KKU-M139、KKU-M156 和 KKU-M213）细胞系显示一定的抑制活性，IC$_{50}$ 为 14～19μg/mL；2014 年，两个新的 RAL$_{12}$ 类结构（化合物 **9**，**20**）从无花果中被分离并鉴定结构，活性评价结果表明其具有微弱的成骨细胞促进活性。2016 年，8 个新的十二元大环内酯类结构及其类似物（化合物 **41**～**46**，**54** 和 **55**）从一株三七根际青霉属真菌 SYP-F-7919 的液体和固体发酵产物中被分离得到，研究者对其进行抗肿瘤及抗炎活性评价，结果表明化合物 **41** 对 MCF-7 肿瘤细胞株具有较强的生长抑制活性，IC$_{50}$ 为 9.9μmol/L；化合物 **41**、**43** 和 **44** 对 U937 肿瘤细胞株显示出较强的生长抑制活性，IC$_{50}$ 分别为 1.4μmol/L、6.5μmol/L 和 2.2μmol/L。化合物 **48**（lasiodiplactone A）于 2017 年从一株海洋红树林叶子内生真菌发酵产物中被分离得到，其具有一个独特的四环体系骨架（12/6/6/5），包括一个吡喃环和一个呋喃环，是该类型母核结构中的第一个 RAL$_{12}$ 类成分，活性结果表明其具有较强的抑制脂多糖诱导的 RAW264.7 细胞 NO 释放活性（IC$_{50}$ 23.5μmol/L）。化合物 **52**（14-deoxy-oxacyclododecindione）和 **53**（dechloro-14-deoxy oxacylododecindione）来自一株嘴突凸脐蠕真菌发酵产物中，它们被证明具有以剂量依赖关系为特征，抑制瞬时转染

HepG2 细胞中 TGF 诱导的 CTGF 启动子活性，IC_{50} 值分别为 $1.8\mu mol/L$ 和 $336nmol/L$。同年，3 个结构新颖的弯孢霉属类化合物 **58**（反式-二羟基弯孢霉菌素）、**59** [（一）-$(10E,15S)$-4,6-二氯-10(11)-二羟基弯孢霉菌素]、**60**（一）-$(10E,15S)$-6-氯-10(11)-二羟基弯孢霉菌素被分离得到，细胞毒活性评价结果显示化合物 **58** 和 **60** 对五株人类肿瘤细胞株均显示出较好的生长抑制活性，IC_{50} $1.41\sim4.73\mu mol/L$；随后，化合物 **57**（弯孢霉菌素）和 **58** 从另一株真菌发酵产物中被获得，活性结果显示它们具有较好的乳腺癌细胞生长抑制活性（IC_{50} 分别为 $1.3\mu mol/L$ 和 $9.3\mu mol/L$）。此外，化合物 **57** 还显示对肺癌细胞株 A549 和大肠癌细胞株 COLO205 的生长抑制活性，IC_{50} 分别为 $2.1\mu mol/L$ 和 $7.9\mu mol/L$。另有研究者从青霉属真菌 IFO6200 和 IFO4692 中分别分离得到 4 个弯孢霉素类衍生物 [11-α-羟基弯孢霉菌素（**61**），11-β-羟基弯孢霉菌素（**62**），11-α-甲氧基弯孢霉菌素（**63**）和 11-β-甲氧基弯孢霉菌素（**64**）]，抗肿瘤活性结果表明它们对 NCI-H460、MCF-7、SF268、MIA 等四株人肿瘤细胞株显示出较好的生长抑制活性，IC_{50} 范围为 $0.6\sim7.6\mu mol/L$。此外，四个具有不同程度细胞毒性的弯孢霉菌素类衍生物 （＋)-$(10E,15R)$-10,11-二羟基弯孢霉菌素（**65**）、（＋）-$(10E,15R)$-13-羟基-10,11-二羟基弯孢霉菌素（**66**）、（＋）-$(11R,15R)$-11-羟基弯孢霉菌素（**67**）和 （＋）-$(11S,15R)$-11-羟基弯孢霉菌素（**68**）从海洋真菌发酵产物中被分离得到，它们对肿瘤细胞的生长抑制活性呈现出剂量依赖性关系，其中化合物 **65** 抗肿瘤活性最强（IC_{50} $1.25\mu mol/L$）。2018 年，一个新的具有细胞毒活性的十二元大环内酯类结构（化合物 **70**）被报道分离自嘴突凸脐蠕真菌 LPC-001 代谢产物，对肺癌细胞显示出一定的抑制活性；化合物 **71~73**（sumalarins A~C）是三个罕见的结构中含有硫原子的弯孢霉菌素类衍生物，它们来自一株红树林根际青霉属真菌 MA-92 发酵产物，活性评价结果显示它们对七株人类肿瘤细胞株 [人前列腺癌细胞（Du145）、人宫颈癌细胞（HeLa）、人肝癌细胞（Huh 7）、人乳腺癌细胞（MCF-7）、人肺癌细胞（NCI-H460）、人胃癌细胞（SGC-7901）和人胰腺癌细胞（SW1990）显示出不同程度的细胞毒活性（IC_{50} 范围 $3.8\sim10.0\mu mol/L$）。

1.3.2　十二元大环内酯类化合物的生物活性

十二元大环内酯类化合物具有多种多样的生物活性，目前已报道的 73 个 RAL_{12} 类化合物的名称、来源和活性详见表 1-1。

表 1-1 文献报道的 RAL_{12} 类化合物来源及生物活性列表

序号	名称及 CAS 号	结构	来源	生物活性
1	毛色二孢素/CAS:85551-56-0		可可毛色二孢菌/大戟属植物铁海棠/葡萄翁属真菌/南海马尾藻内生真菌 ZZF36/无花果蒂枝霉菌/总状共头霉菌/木霉菌/球毛壳菌	①抗白血病活性[0.2mg/(kg·d)浓度下对 P-388 淋巴细胞显示较强的抑制作用] ②抗肿瘤活性:对卵巢癌(A2783)细胞的 IC_{50} 为 5.8μmol/L;对人组织淋巴瘤(U937)细胞的 IC_{50} 为 20μmol/L ③抗菌活性:对金黄色葡萄球菌有抑制活性(MIC 25μg/mL)
2	(R)-去甲氧基-毛色二孢素/CAS:130932-26-2		可可毛色二孢菌/无花果/木霉菌/南海马尾藻内生真菌 ZZF36/总状共头霉菌	①抗菌活性:对金黄色葡萄球菌有抑制活性(MIC 6.25μg/mL) ②在 1μmol/L 浓度下具有微弱骨成骨细胞促进活性 ③抗肿瘤活性:对口腔表皮癌(KB)、乳腺癌(BC1)、视网膜母细胞瘤(NCI-H187)细胞的 IC_{50} 分别是 12.67μg/mL、9.65μg/mL 和 11.07μg/mL ④具有强的 α-葡萄糖苷酶抑制活性(IC_{50} 48.9μmol/L)
3	(S)-去甲氧基-毛色二孢素/CAS:32885-82-8		可可毛色二孢菌/南海马尾藻内生真菌 ZZF36	对植物纤维马唐具有一定的植物毒性,且呈现剂量依赖关系
4	(3R)-5-氧代-去甲氧基-毛色二孢素/CAS:215094-20-5		可可毛色二孢菌 IFO 31059/木霉菌	①在 10^{-4} mol/L 浓度下具有较强的马铃薯块茎诱导活性 ②具有中等 α-葡萄糖苷酶抑制活性(IC_{50} 176.8μmol/L)
5	(3R)-5-氧代-毛色二孢素/CAS:2294914-95-5		可可毛色二孢菌 IFO 31059/木霉菌	具有强的 α-葡萄糖苷酶抑制活性(IC_{50} 54.6μmol/L)
6	(3S,5R)-5-羟基-毛色二孢素/CAS:215094-22-7		可可毛色二孢菌 IFO 31059/毛双孢属真菌 318#/木霉菌	在 10^{-4} mol/L 浓度下具有较强的马铃薯块茎诱导活性

序号	名称及 CAS 号	结构	来源	生物活性
7	(3R,5R)-5-羟基-去甲氧基-毛色二孢素/CAS:2762756-19-2		南海马尾藻内生真菌 ZZF36/可可毛色二孢菌/木霉菌/总状共头霉菌	①在 10^{-4} mol/L 浓度下具有较强的马铃薯块茎诱导活性;②抗菌活性:对金黄色葡萄球菌有抑制活性(MIC 100μg/mL);③对脂管癌(KKU-M139,KKU-M156 和 KKU-M213)细胞系显示一定的抑制活性,IC_{50} 为 14~19μg/mL
8	(3R,4S)-4-羟基-毛色二孢素/CAS:298702-04-2		无花果/可可毛色二孢菌	在 10^{-4} mol/L 浓度下具有较强的马铃薯块茎诱导活性
9	(3R,4R)-4-羟基-去甲氧基-毛色二孢素/CAS:1522374-31-7		可可毛色二孢菌/无花果/木霉菌	具有强的 α-葡萄糖苷酶抑制活性(IC_{50} 60.3μmol/L)
10	(3S,4S)-4-羟基-去甲氧基-毛色二孢素/CAS:2762756-18-1		青霉菌/可可毛色二孢菌	①抗氧化活性:具有一定的清除 DPPH 自由基活性(IC_{50}>150μmol/L);②对植物纤维马唐有较强的生长抑制作用
11	(3S)-ozoroalide/CAS:1001581-63-0		加仑树脂树/细叶水丁香	抗肿瘤活性:对人喉表皮样癌细胞(Hep-2)的 IC_{50} 为 10.82μg/mL
12	(3R,5S)-5-羟基-毛色二孢素/CAS:1192059-14-5		毛双孢属真菌 318#/可可毛色二孢菌/基利恩帝枝霉	在 10^{-4} mol/L 浓度下具有较强的马铃薯块茎诱导活性
13	(3R,5R)-5-羟基-毛色二孢素/CAS:1916474-26-4		毛双孢属真菌	/

序号	名称及 CAS 号	结构	来源	生物活性
14	(3S,5S)-5-羟基-毛色二孢素 / CAS:215094-21-6		球毛壳霉菌	在 10μg/mL 浓度下有一定的晚疫病植物病原体抑制活性
15	(3R,6R)-6-羟基去甲氧基毛色二孢素 / CAS:298702-05-3		可可毛色二孢菌 / 毛双孢属真菌 318# / 木霉菌	在 10^{-4} mol/L 浓度下具有较强的马铃薯块茎诱导活性
16	(3R,7R)-7-羟基-去甲氧基毛色二孢素 / CAS:2303516-65-4		木霉菌	具有强的 α-葡萄糖苷酶抑制活性(IC$_{50}$ 25.8μmol/L)
17	(3R,4S,6R)-4,6-二羟基去甲氧基毛色二孢素 / CAS:2055155-13-8		南海马尾藻内生真菌 ZZF36 / 可可毛色二孢菌 / Saccharicola bicolor / 木霉菌 / 总状共头霉菌	/
18	(3R)-6-氧代去甲氧基毛色二孢素 / CAS:2303516-67-6		肉桂	①抗菌活性:活性测试结果表明其无抗菌活性 ②具有强的 α-葡萄糖苷酶抑制活性(IC$_{50}$ 64.2μmol/L)
19	(3S)-6-氧代去甲氧基毛色二孢素 / CAS:908292-61-5		总状共头霉	抗肿瘤活性:对胆管癌细胞 KKU-100,KKU-M139,KKU-M156 和 KKU-M213 不显示活性

序号	名称及 CAS 号	结构	来源	生物活性
20	6-氧代-毛色二孢素 / CAS:1522365-62-3		无花果 / 球毛壳菌	/
21	(E)-9-亚乙烯基-毛色二孢素 / CAS:908292-63-7		南海马尾藻内生真菌 ZZF36 / 可可毛色二孢菌 / 木霉菌	α-葡萄糖苷酶抑制活性(IC$_{50}$ 35.9μmol/L)
22	(E)-9-亚乙烯基-去甲氧基-毛色二孢素 / CAS:1522374-32-8		可可毛色二孢菌	/
23	(3R,5S)-5-羟基-去甲氧基-毛色二孢素 / CAS:1242274-66-3		南海马尾藻内生真菌 ZZF36	①抗菌活性:在 100μg/mL 浓度下对金黄色葡萄球菌有微弱的抑制活性 ②抗肿瘤活性:对胆管癌细胞 KKU-M139,KKU-M156 和 KKUM213 的 IC$_{50}$ 分别是 18.10μg/mL,14.30μg/mL 和 19.04μg/mL
24	(3R,5R)-羟基-去甲氧基-毛色二孢素 / CAS:298702-06-4		总状共头霉菌	抗肿瘤活性:对胆管癌细胞 KKU-M139,KKU-M156 和 KKUM213 不显示抑制活性
25	(3R,6S)-6-羟基-毛色二孢素 / CAS:1522365-63-4		无花果 / 基利恩斯帚枝霉	/

序号	名称及 CAS 号	结构	来源	生物活性
26	cis-resorcylide/ CAS:186490-01-7		青霉菌 / Saccharicola bicolor /	①抗肿瘤活性:对人组织淋巴瘤(U937)细胞的 IC_{50} 为 21.4μmol/L ②抗炎活性:具有 NO 释放抑制活性(IC_{50} 0.7μmol/L)
27	(3S,4S,5R)-13,14-二羟基-去甲氧基-毛色二孢素/ CAS:2762756-19-2		可可毛色二孢菌	对植物纤维马唐不显示生长抑制作用
28	(3S)-毛色二孢素/ CAS:32885-81-7		可可毛色二孢菌	/
29	(7R)-dihydro-resorcylide/ CAS:1575822-65-9		青霉菌 / Saccharicola bicolor	①抗氧化活性:具有氧自由基自由基清除活性(IC_{50} 14.4μg/mL) ②抗肿瘤活性:对人组织淋巴瘤(U937)、乳腺癌(MCF-7)细胞的 IC_{50} > 100μmol/L ③抗炎活性:具有 NO 释放抑制活性(IC_{50} 55.9μmol/L)
30	(7S)-dihydro-resorcylide/ CAS:1575822-66-0		青霉菌 / Saccharicola bicolor	/
31	6-hydroxy-hidroresorcylide		Saccharicola bicolor	/

序号	名称及 CAS 号	结构	来源	生物活性
32	5-hydroxy-hidroresorcylide		Saccharicola bicolor	/
33	(3R)-dihydroresorcylide/ CAS:1578252-00-2		青霉菌 / Saccharicola bicolor	①抗肿瘤活性:对人组织淋巴瘤(U937)、乳腺癌(MCF-7)细胞的 IC_{50} > $100\mu mol/L$ ②抗炎活性:具有 NO 释放抑制活性(IC_{50} 73.9$\mu mol/L$)
34	(7R)-methoxy-resorcylide/ CAS:1575822-67-1		青霉菌	①抗肿瘤活性:对人组织淋巴瘤(U937)、乳腺癌(MCF-7)细胞的 IC_{50} > $100\mu mol/L$ ②抗炎活性:具有 NO 释放抑制活性(IC_{50} 70.5$\mu mol/L$)
35	(7S)-methoxy-resorcylide/ CAS:1575822-68-2		青霉菌	①抗肿瘤活性:对人组织淋巴瘤(U937)、乳腺癌(MCF-7)细胞的 IC_{50} > $100\mu mol/L$ ②抗炎活性:NO 释放抑制活性(IC_{50}>$100\mu mol/L$)
36	(3R)-7-氧代-去甲氧基-毛色二孢素/ CAS:1801876-45-8		毛双孢属真菌 318#	抗肿瘤活性:对人黑色素瘤(MDA-MB-435S)细胞,肝癌(HepG2)细胞,人结肠癌(HCT-116)细胞,人肺癌(A549)细胞和人单核细胞白血病(THP1)细胞无抑制活性
37	(3R)-7-氧代-毛色二孢素/ CAS:1801876-45-8		木霉菌	/

序号	名称及 CAS 号	结构	来源	生物活性
38	(3S)-dihydro-resorcylide/ CAS:1024613-62-4		枝顶孢菌	抗菌活性:活性评价结果表明无抗真菌活性
39	4-hydroxy-dihydro-resorcylide/ CAS:1783799-77-8		青霉菌	①抗氧化活性:显示氧自由基清除活性(IC$_{50}$>150μg/mL) ②抗肿瘤活性:对人组织淋巴瘤(U937),乳腺癌(MCF-7)细胞的 IC$_{50}$ > 100μmol/L ③抗炎活性:NO 释放抑制活性(IC$_{50}$>100μmol/L)
40	(3S)-9-氧代-13-甲氧基- 毛色二孢素/ CAS:144711-34-9		毛双孢属真菌 318#	/
41	penicimenolide B		青霉属真菌 SYP-F-7919	①抗肿瘤活性:对人组织淋巴瘤(U937),乳腺癌(MCF-7)细胞的 IC$_{50}$ 为 1.38μmol/L 和 9.9μmol/L ②抗炎活性:具有 NO 释放抑制活性(IC$_{50}$ 5.53μmol/L)
42	penicimenolide A/ CAS:2180948-13-2		青霉属真菌 SYP-F-7919	①抗肿瘤活性:对人组织淋巴瘤(U937),乳腺癌(MCF-7)细胞的 IC$_{50}$ > 100μmol/L ②抗炎活性:NO 释放抑制活性(IC$_{50}$>100μmol/L)
43	penicimenolide C/ CAS:2180933-92-8		青霉属真菌 SYP-F-7919	①抗肿瘤活性:对人组织淋巴瘤(U937),乳腺癌(MCF-7)细胞的 IC$_{50}$ 为 6.5μmol/L 和 11.6μmol/L ②抗炎活性:具有 NO 释放抑制活性(IC$_{50}$ 5.8μmol/L)

序号	名称及CAS号	结构	来源	生物活性
44	penicimenolide D/ CAS:2180946-63-6		青霉属真菌 SYP-F-7919	①抗肿瘤活性:对人组织淋巴瘤(U937)、乳腺癌(MCF-7)细胞的 IC_{50} 为 2.2μmol/L 和 10.5μmol/L ②抗炎活性:具有 NO 释放抑制活性(IC_{50} 1.2μmol/L)
45	penicimenolide G		青霉属真菌 SYP-F-7919	
46	penicimenolide I		青霉属真菌 SYP-F-7919	
47	colletoresorcylic lactone		炭疽病真菌 JS0419	抗菌活性:对新生隐球菌(H99),白色念珠菌(SC5314)不显示抗菌活性
48	lasiodiplactone A/ CAS:2129164-95-8		可可毛色二孢菌 ZJHQ1	抗炎活性:具有抑制 NO 释放活性(IC_{50} 23.5μmol/L)
49	(3R)-trans-resorcylide/ CAS:1578251-97-4		青霉菌	具有一定的植物生长抑制活性

序号	名称及CAS号	结构	来源	生物活性
50	(3S)-trans-resorcylide / CAS:69483-2-5	（结构式）	青霉菌	①有植物生长抑制活性 ②抗肿瘤活性：对大鼠 L-5178 Y 肿瘤细胞株 ID$_{50}$ 1.5μg/mL
51	(3S)-13,15-demethoxy-trans-resorcylide / CAS:676604-43-6	（结构式）	青霉菌	—
52	14-deoxyoxacyclododecindione /CAS:1644272-88-7	（结构式）	嘴突凸脐蠕真菌 / Ilyonectria sp	①抗肿瘤活性：对乳腺癌细胞的 IC$_{50}$ 为 1.3μmol/L ②抗肿瘤活性：抑制瞬时转染 HepG2 细胞中 TGF 诱导的 CTGF 启动子活性（IC$_{50}$ 1.8μmol/L）
53	4-dechloro-14-deoxyoxacyclododecindione / CAS:1644272-86-5	（结构式）	嘴突凸脐蠕真菌 / Ilyonectria sp	抗肿瘤活性：抑制瞬时转染 HepG2 细胞中 TGF 诱导的 CTGF 启动子活性（IC$_{50}$ 336nmol/L）
54	penicimenolide E / CAS:2180925-02-2	（结构式）	青霉属真菌 SYP-F-7919	①抗肿瘤活性：对人组织淋巴瘤（U937）、乳腺癌（MCF-7）细胞的 IC$_{50}$ >100μmol/L ②抗炎活性：具有 NO 释放抑制活性（IC$_{50}$ 68.4μmol/L）
55	penicimenolide H / CAS:2180948-13-2	（结构式）	青霉属真菌 SYP-F-7919	抗炎活性：具有 NO 释放抑制活性（IC$_{50}$ 73.5μmol/L）

序号	名称及 CAS 号	结构	来源	生物活性
56	ilyoresorcy K		*Ilyonectria* sp	对 cona 诱导的 T 细胞和 lps 诱导的 B 细胞不具有体外免疫抑制作用
57	弯孢霉素／CAS:10140-70-2		弯孢霉菌／青霉属真菌 MA-92	抗肿瘤活性:对乳腺癌(MDA-MB-231)细胞的 IC_{50} 为 1.3 μmol/L
58	反式-二羟基弯孢霉菌素／CAS:21178-57-4		弯孢霉菌／青霉属真菌 MA-92／链格孢菌 AST0039	抗肿瘤活性:对乳腺癌(MDA-MB-231,MCF-7)细胞,肺癌(A549,NCI-H460)、大肠癌(Colo205)细胞,神经癌(SF268)细胞,前列腺癌(PC-3M)细胞 IC_{50} 为 1.45～9.30 μmol/L
59	(一)-(10E,15S)-4,6-二氯-10(11)-二羟基弯孢霉菌素／CAS:1942063-56-0		链格孢菌 AST0039	/
60	(一)-(10E,15S)-6-氯-10(11)-二羟基弯孢霉菌素／CAS:153689-32-8		链格孢菌 AST0039	抗肿瘤活性:对肺癌(NCI-H460)细胞、神经癌(SF268)、乳腺癌(MCF-7、MDA-MB-231)细胞,前列腺癌(PC-3M)细胞 IC_{50} 为 1.41～2.95 μmol/L
61	11-α-羟基弯孢霉菌素／CAS:60821-04-7		黄绿青霉 IFO6200	抗肿瘤活性:对肺癌(NCI-H460)细胞、乳腺癌(MCF-7)、神经癌(SF268)和胰腺癌(MIA PaCa-2)细胞 IC_{50} 为 0.6～7.6 μmol/L
62	11-β-羟基弯孢霉菌素／CAS:122619-81-2		黄绿青霉 IFO6200	抗肿瘤活性:对肺癌(NCI-H460)细胞、乳腺癌(MCF-7)、神经癌(SF268)和胰腺癌(MIA PaCa-2)细胞 IC_{50} 为 0.6～7.6 μmol/L

序号	名称及 CAS 号	结构	来源	生物活性
63	11-α-甲氧基弯孢霉菌素 / CAS:134933-24-7		黄绿青霉 IFO6200	抗肿瘤活性:对肺癌 (NCI-H460) 细胞,乳腺癌 (MCF-7)、神经癌 (SF268) 和胰腺癌 (MIA PaCa-2) 细胞 IC_{50} 为 0.6~7.6μmol/L
64	11-β-甲氧基弯孢霉菌素 / CAS:134933-23-6		黄绿青霉 IFO6200	抗肿瘤活性:对肺癌 (NCI-H460) 细胞,乳腺癌 (MCF-7)、神经癌 (SF268) 和胰腺癌 (MIA PaCa-2) 细胞 IC_{50} 为 0.6~7.6μmol/L
65	(+)-(10E,15R)-10,11-二羟基弯孢霉菌素 / CAS:1095588-70-7		弯孢霉菌 (No. 768)	抗肿瘤活性:体外抗肿瘤活性显示出剂量依赖性关系 (IC_{50} 1.25μmol/L)
66	(+)-(10E,15R)-13-羟基-10,11-二羟基弯孢霉菌素 / CAS:1096476-14-0		弯孢霉菌 (No. 768)	/
67	(+)-(11R,15R)-11-羟基弯孢霉菌素 / CAS:1095588-77-4		弯孢霉菌 (No. 768)/假诺卡氏菌 HS7	①抗菌活性:对大肠杆菌有抑制活性 (MIC 20~30μg/mL) ②抗肿瘤活性:对神经胶质瘤 (C6、U87-MG、SHG-44、U251) 和大肠癌 (HCT-15、SW620) 细胞 IC_{50} 为 2.2~20.3μmol/L
68	(+)-(11S,15R)-11-羟基弯孢霉菌素 / CAS:1095588-75-2		弯孢霉菌 (No. 768)/假诺卡氏菌 HS7	①抗菌活性:对大肠杆菌有抑制活性 (MIC 20~30μg/mL) ②抗肿瘤活性:对神经胶质瘤 (C6、U87-MG、SHG-44、U251) 和大肠癌 (HCT-15、SW620) 细胞 IC_{50} 为 2.02~31.9μmol/L

序号	名称及 CAS 号	结构	来源	生物活性
69	弯孢霉菌素-7-O-α-D-葡萄吡喃糖苷 / CAS:1801326-19-1		青霉属真菌 MA-92/假诺卡氏菌 HS7	抗肿瘤活性：对神经胶质瘤（C6, U87-MG, SHG-44, U251）和大肠癌（HCT-15, SW620）细胞 IC_{50} 为 20.84～81.01μmol/L
70	(13R,14S,15R)-13-hydroxy14-deoxyoxacyclododecindione / CAS:2949393-27-3		嘴突凸脐蠕孢菌 LPC-001	抗肿瘤活性：对肺癌（A-549）细胞 IC_{50} 9.2μmol/L
71	sumalarins A/ CAS:1492022-81-7		青霉属真菌 MA-92	抗肿瘤活性：对乳腺癌（MCF-7）细胞 IC_{50} 4.4μmol/L；对肺癌（NCI-H460）细胞 IC_{50} 3.8μmol/L；对肝癌（Huh 7）细胞 IC_{50} 3.9μmol/L
72	sumalarins B/ CAS:1498022-82-8		青霉属真菌 MA-92	抗肿瘤活性：对乳腺癌（MCF-7）细胞 IC_{50} 4.7μmol/L；对肺癌（NCI-H460）细胞 IC_{50} 4.6μmol/L；对肝癌（Huh 7）细胞 IC_{50} 5.5μmol/L
73	sumalarins C/ CAS:1498022-83-9		青霉属真菌 MA-92	抗肿瘤活性：对乳腺癌（MCF-7）细胞 IC_{50} 4.4μmol/L；对肺癌（NCI-H460）细胞 IC_{50} 7.0μmol/L；对肝癌（Huh 7）细胞 IC_{50} 5.1μmol/L

2

青霉属真菌（SYP-F-7919）次级代谢产物研究

在特殊根际微环境中生存的微生物,由于存在着植物-根际-微生物间相互依赖和相互作用的复杂关系,在进化过程中形成了独特的代谢机制,很可能蕴含着大量具有生物活性的新次级代谢产物。由于微生物生长繁殖速度快,不存在过度开发问题,可人为控制条件进行工业化发酵生产,能够有效解决植物资源生长周期长、不可再生的限制,因此植物根际区域的微生物已成为人们寻找天然活性先导化合物的新资源库。

作者以三七根际区域微生物资源为切入点,从数十种培养分离得到的微生物筛选出一株在高效液相色谱-二极管阵列(HPLC-DAD)全波长扫描结果中次级代谢产物较为丰富、在紫外吸收类型较明显的青霉属真菌(SPY-F-7919)为研究对象,进行系统的化学成分分离、生物活性筛选及生物合成研究工作。在化学分离工作中,综合运用硅胶柱色谱、反相 C_{18} 硅胶柱色谱、凝胶 LH-20 柱色谱、反相 C_{18} 硅胶制备色谱等多种色谱学分离手段对其液体和固体两种发酵条件下发酵产物中的次级代谢产物进行了研究,共分离得到 51 个单体化合物,其中包括 15 个十二元大环内酯类成分,且多数为首次被分离得到的新结构,研究结果将在丰富天然十二元大环内酯类结构资源的同时,为新天然产物来源的药物先导化合物研发提供基础和依据。

本书以十二元大环内酯类成分为核心,系统阐述该类型成分的化学分离与结构鉴定工作,并对其生物合成途径及生物活性评价工作进行整理总结。

2.1 菌株发酵产物的制备与提取分离

2.1.1 发酵产物制备

研究所用实验菌株[青霉属真菌 *Penicillium* sp.(SYP-F-7919)]于 2012 年采自于云南文山三七根际土壤,根据其形态学特征及 rRNA ITS(internal transcribed spacer)基因序列,鉴定为一株新的青霉属真菌(图 2-1),其 ITS 基因序列已上传至 Genbank 数据库,编号为 KU380346。

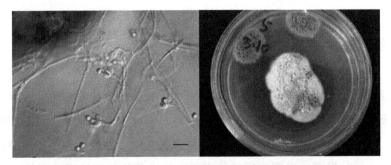

图 2-1 *Penicillium* sp. SYP-F-7919 菌落及高清电镜图

实验菌株的 ITS 基因序列可信区间的序列如下：

TAGGTGAACCTGCGGAAGGATCATTACCGAGTGAGGGCCCTCTGGGTCCA
ACCTCCCACCCGTGTTTATCGTACCTTGTTGCTTCGGCGGGCCCGCCGCAAGGC
CGCCGGGGGGCTTCCGTCCCCGGGTCCGTGCCCGCCGAAGACACCTGTGAACG
TGTATGAAGATTGCAGTCTGAGCGAAAAGCTAAATTTATTAAAACTTTCAAC
AACGGATCTCTTGGTTCCGGCATCGATGAAGAACGCAGCGAAATGCGATAAG
TAATGTGAATTGCAGAATTCAGTGAATCATCGAGTCTTTGAACGCACATTGC
GCCCCTGGTATTCCGGGGGGCATGCCTGTCCGAGCGTCATTGCTGCCCTCAAG
CACGGCTTGTGTGTTGGGCCCTCGTCCCTCCCGGGACGGGCCCGAAAGGCAGCG
GCGGCACCGCGTCCGGTCCTCGAGCGTATGGGGCTTCGTCACCCGCTCCGTAGG
CCCGGCCGGCGCCTGCCGGCACCATCAATCTTGTTTTTCCAGGTTGACCTCGGA
TCAGGTAGGGATACCCGCTGAACTTAAGCATATCAATAAGCGGAGGA

（1）菌株液体发酵产物的制备

液体培养基组成（每升）：可溶性淀粉 50.0g，花生粉饼 15.0g，黄豆粉 3.0g，葡萄糖 20.0g，$MgSO_4$ 0.75g，KH_2PO_4 1.0g。

培养方法：将 SYP-F-7919 菌株在马铃薯葡萄糖琼脂培养基（PDA）斜面上培养 4 天后，接种至已灭活的含有 50mL 马铃薯葡萄糖水（PDB）培养基的 250mL 三角瓶中，在 28℃、150r/min 条件下培养 3～4d 作为种子液备用。液体培养基每 1000mL 的三角瓶中加 480mL，121℃灭菌 30min 后冷却，每瓶中加入种子液 20mL，在 28℃、150r/min 条件下发酵 7d。

（2）菌株固体发酵产物的制备

培养基组成（每瓶）：75g 大米，105mL 蒸馏水。

培养方法：将 SYP-F-7919 菌株在马铃薯葡萄糖琼脂培养基（PDA）斜面上培养 4 天后，接种至已灭活的含有 50mL 马铃薯葡萄糖水培养基（PDB）的 250mL 三角瓶中，在 28℃、150r/min 条件下培养 3～4d 作为种子液备用。固体大米培养基每 500mL 的三角瓶中加 75g 大米及 105mL 蒸馏水，121℃下灭菌 30min 后冷却，每瓶中加入种子液 20mL，在 28℃条件下静置培养 45d。

2.1.2　两种发酵条件下发酵产物分析

有研究表明，使用传统单一的培养方法对微生物进行发酵培养时，微生物体内的生物合成基因簇多数处于沉默状态，不能完全表达从而导致产生的次级代谢产物稀少且结构种类单一。为此，本书中所讲实例分别采用如上文所示的液体和固体两种培养基对菌株 SYP-F-7919 进行发酵，以期望通过采用不同的培养条件激发实验菌株中的沉默基因和沉默途径，从而获得更多结构类型的次级代谢产物。

预实验结果证明了以上预测，即菌株 SYP-F-7919 液体和固体发酵产物的高效液相色谱-二极管阵列全波长扫描（HPLC-DAD）结果显示两种发酵产物中次级代谢产物的紫外吸收差异性极为明显。由图 2-2 中液体发酵产物的分析结果可知，在不同的保留时间和流动相比例下，各主要色谱峰的全波长扫描结果共显示出 6 种主要的紫外吸收特征峰，结合文献资料可知，液体发酵条件下所产生的次级代谢产物结构类型符合十二元大环内酯类、聚酮类、异香豆素类、生物碱类的吸收特征；固体发酵产物的分析结果中各主要色谱峰共显示出 7 种不同的紫外吸收特征，查阅文献资料可知这些特征吸收与十二元大环内酯类、聚酮类、异香豆素类结构符合，此外还与蒽醌类、甾体类等结构类型的紫外吸收具有一定的吻合度。由此可以验证，不同发酵条件可以激发菌株中不同的沉默基因，增加次级代谢产物的丰富程度，对丰富天然产物结构类型及新型药物的研发具有重要意义。

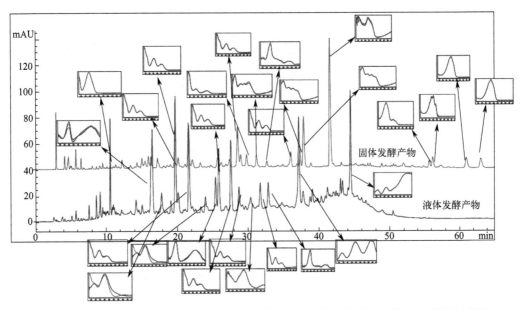

图 2-2 *Penicillium* sp. SYP-F-7919 液体和固体发酵产物高效液相色谱-DAD 检测对比图

2.1.3 提取分离

三七［*Panax notoginseng*（Burk.）F. H. Chen］为五加科人参属植物，广泛分布于我国云南、广西、江西等省份，其根部主要被用于治疗出血、血瘀证、改善血液循环、缓解疼痛等方面，是我国传统名贵中药之一。近年来，有关于三七内生真菌及根际菌次级代谢产物的研究日趋增加，越来越多结构新颖、活性多样的次级代谢产物相继被发现并报道。

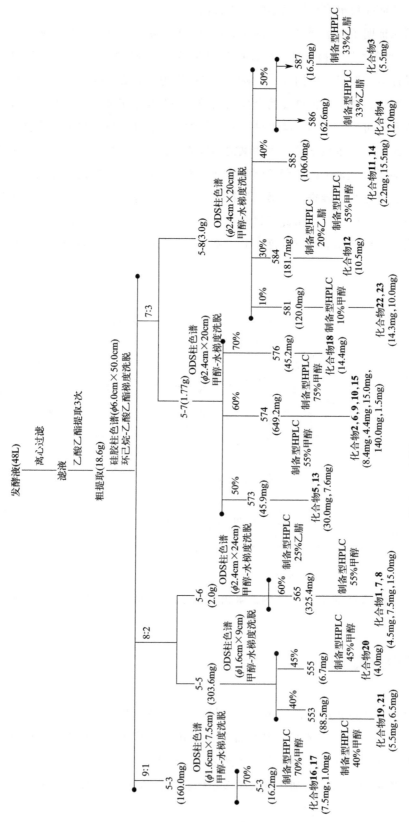

图 2-3 液体发酵产物的提取分离流程图

十二元大环内酯类化合物研究

本书以其中一株采自于云南文山三七根际土壤的青霉属真菌（SYP-F-7919）为研究对象，结合菌株液体和固体发酵产物的薄层色谱（TLC）和高效液相色谱（HPLC）分析结果（次级代谢产物类型丰富，在 $220\sim400nm$ 处显示出特征紫外吸收），对该菌株进行大批量发酵，对其发酵产物进行后处理及系统化学成分分析和生物活性研究，以期从中发现结构类型丰富、生物活性多样的次级代谢产物，为新药物研发提供先导化合物。

2.1.3.1　菌株液体发酵产物的提取分离

首先采用如上文所述的液体培养基对菌株 SYP-F-7919 进行大规模发酵，液体发酵总体积为 48L。在恒温 $28℃$、150r/min 的条件下培养 7d，发酵完成后，液体发酵产物经离心，分离菌丝体和发酵液。发酵液用等体积水饱和的乙酸乙酯溶液反复萃取 3 次，合并萃取液并减压浓缩即得到乙酸乙酯萃取部位浸膏，综合运用硅胶开放柱色谱、反相 C_{18} 硅胶柱色谱、凝胶 LH-20 柱色谱及反相 C_{18} 高效液相色谱（HPLC）等多种色谱学分离手段对其进行系统的化学分离工作，共得到 23 个单体化合物，具体的提取分离流程及获得单体化合物的量如图 2-3 所示。

根据这些单体化合物的理化性质、波谱数据〔紫外光谱（UV）、红外光谱（IR）、质谱（MS）、一维核磁（1D-NMR）、二维核磁（2D-NMR）〕、化学衍生化以及 X 射线单晶衍射等多种方法鉴定出它们的平面及立体结构，包括十二元大环内酯类（RAL$_{12}$）化合物 12 个（**1~12**），开环的二羟基苯甲酸内酯类化合物 1 个（**13**），异香豆素类化合物 2 个（**14，15**），己烯酮类化合物 2 个（**16，17**），聚酮类化合物 1 个（**18**），生物碱类化合物 2 个（**19，20**），酚酸类化合物 2 个（**21，22**）及其他类化合物 1 个（**23**），其中化合物 **1~6** 和 **13** 为新化合物，化合物 **15** 为新天然产物。详见表 2-1。

表 2-1　菌株 SYP-F-7919 液体发酵产物中分离鉴定化学结构列表

编号	化合物名称	化合物结构	化合物类别或 CAS 编号
1	penicimenolide A		新化合物
2	penicimenolide B		新化合物
3	penicimenolide C		新化合物

编号	化合物名称	化合物结构	化合物类别或 CAS 编号
4	penicimenolide D		新化合物
5	penicimenolide E		新化合物
6	penicimenolide G		新化合物
7	cis-resorcylide		69433-66-5
8	dihydroresorcylide		1024613-62-4
9	(7S)-methoxyresorcylide		196874-05-2
10	(7R)-methoxyresorcylide		196874-06-3
11	(7R)-hydroxy dihydroresorcylide		196874-04-1
12	(4S)-hydroxy-dihydroresorcylide		1783799-77-8

编号	化合物名称	化合物结构	化合物类别或 CAS 编号
13	penicimenolide F		新化合物
14	orthosporin		118063-79-9
15	(E)-6,8-dihydroxy-3-(6-oxo-1-en-1-heptyl)-1H-isochromen-1-one		新天然产物 1430977-78-8
16	2′,3′-dihydrosorbicillin		79950-82-6
17	sorbicillin		79950-85-9
18	trichodimerol		145174-90-9
19	4-(2-formyl-5-methoxymethylpyrrol-1-yl)butyric acid methyl ester		550348-26-0
20	N-(2-氨基苯基)尿素		114-39-6

编号	化合物名称	化合物结构	化合物类别或 CAS 编号
21	对羟基苯乙酸甲酯		14199-15-6
22	原儿茶酸		99-50-3
23	反式-4-甲基-4-羟基丁烯酸		32748-41-7

2.1.3.2 菌株固体发酵产物的提取分离

采用上文所述的固体培养基对实验菌株 SYP-F-7919 进行大规模发酵，以 500mL 锥形瓶为发酵容器，发酵量为 100 瓶。在 28℃下恒温静置培养 45d。

发酵完成后，用玻璃棒将发酵产物捣碎并用等体积乙酸乙酯浸泡过夜，重复浸泡提取 3 次，合并提取液并减压浓缩得到粗浸膏，综合运用硅胶开放柱色谱、反相 C_{18} 硅胶柱色谱、凝胶 LH-20 柱色谱及反相 C_{18} 高效液相色谱（HPLC）等多种色谱学分离手段对其进行系统的化学成分分离工作，共得到 36 个单体化合物，具体的提取分离流程及获得单体化合物的量如图 2-4 所示。

根据理化性质、波谱数据〔紫外光谱（UV）、红外光谱（IR）、质谱（MS）、一维核磁（1D-NMR）、二维核磁（2D-NMR）〕以及 X 射线单晶衍射等多种方法鉴定了分离得到的 36 个单体化合物的平面及立体结构（表 2-2），包括十二元大环内酯类（RAL_{12}）化合物 9 个（**1，2，5，7，8，10，24~26**），十四元大环内酯类（RAL_{14}）化合物 1 个（**27**），二羟基苯甲酸衍生物 3 个（**13，28，29**），异香豆素类化合物 3 个（**30~32**），甾体类化合物 4 个（**33~36**），麦考酸衍生物 4 个（**37~40**），聚酮类化合物 1 个（**18**），蒽醌类化合物 4 个（**41~44**），脂肪酸类化合物 1 个（**45**），酚酸类化合物 4 个（**46~49**），丁烯酸内酯类化合物 1 个（**50**）和丁烯酸甲酯类化合物 1 个（**51**）。其中化合物 **1，2，5，13，24，25，28，30~33** 和 **37** 为新化合物，化合物 **38，39** 和 **50** 为新天然产物，化合物 **1，2，5，7，8，10，13** 和 **18** 是液体发酵产物和固体发酵产物所共有的成分。

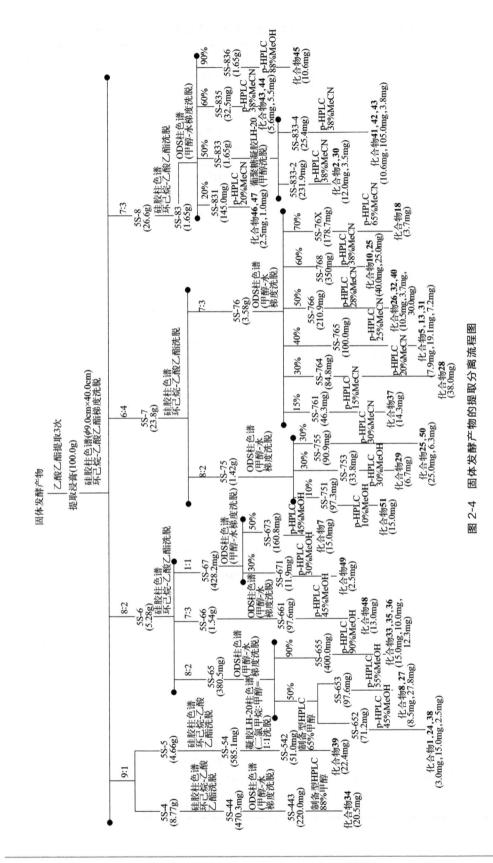

图 2-4 固体发酵产物的提取分离流程图

表 2-2 菌株 SYP-F-7919 固体发酵产物中分离鉴定的化学结构列表

序号	化合物名称	结构	化合物类别或 CAS 号
1	penicimenolide A		新化合物
2	penicimenolide B		新化合物
5	penicimenolide E		新化合物
7	*cis*-resorcylide		69433-66-5
8	dihydroresorcylide		1024613-62-4
10	(7R)-methoxyresorcylide		196874-06-3
24	penicimenolide H		新化合物
25	penicimenolide I		新化合物
26	(7S)-dihydroresorcylide		196874-03-0

十二元大环内酯类化合物研究

序号	化合物名称	结构	化合物类别或 CAS 号
27	*O*-desmethylgreensporone C		1620999-99-6
13	penicimenolide F		新化合物
28	penicimenolide J		新化合物
29	苔色酸		480-64-8
30	penicisocoumarin A		新化合物
31	penicisocoumarin B		新化合物
32	penicisocoumarin C		新化合物
33	penicillsterone A		新化合物
34	(22*E*,24*R*)-5α,8α-ergosta-6,9(11),22*E*-trien-3β-ol		78342-38-8
35	过氧麦角甾醇		2061-64-5

序号	化合物名称	结构	化合物类别或 CAS 号
36	5α,8α-epidioxy-(22E,24R)-23-methylergosta-6,22-dien-3β-ol		211486-11-2
37	penicialide A		新化合物
38	7-hydroxy-5-methoxy-4-methyl-6-(3-methyl-4-oxopentyl)-phthalan-1-one		新天然产物 26644-15-5
39	mycophenolic methyl ester		新天然产物 24243-40-1
40	6-(3-carboxybutyl)-7-hydroxy-5-methoxy-4-methylphthalan-1-one		26644-01-9
18	trichodimerol		145174-90-9
41	2,ω-二羟基大黄素		1228958-56-2
42	羟基大黄素		481-73-2
43	大黄素酸		478-45-5
44	2-chloroemodic acid		18521-74-9

序号	化合物名称	结构	化合物类别或CAS号
45	9-octadecenoic acid-2′,3′-dihydroxypropyl ester		161403-66-3
46	2,3-dihydro-6,7-dihydroxy-4H-1-benzopyran-4-one		69606-14-0
47	4,6-二羟基苯并呋喃-3-酮		3260-49-9
48	3,5-二羟基甲苯		504-15-4
49	邻苯二酚		120-80-9
50	striatisporolide A		新天然产物 851278-60-9
51	富马酸单乙酯		2459-05-4

2.2 新十二元大环内酯类化合物结构解析

从菌株 SYP-F-7919 液体和固体发酵产物中共分离得到 15 个（化合物 **1~12**，**24~26**）十二元大环内酯类成分，其中 8 个（化合物 **1~6**，**24**，**25**）是从未被报道的新结构，其结构解析过程详见下文。

2.2.1 ¹H-NMR 和¹³C-NMR 信息

化合物 **1**（penicimenolide A）

无色针状结晶（MeOH），熔点 148~150℃，$[\alpha]_D^{20} + 68.1°$（$c = 0.5\text{g}/100\text{mL}$，

MeOH）。三氯化铁反应呈阳性，提示结构中含有酚羟基。HR-ESI-MS（正离子）给出准分子离子峰 m/z 291.1231 $[M+H]^+$（计算值为 291.1232，$C_{16}H_{19}O_5$）（图 2-5），确定其分子量为 290，分子式为 $C_{16}H_{18}O_5$，计算其不饱和度为 8。IR 谱（图 2-6）中（KBr）ν_{max} 3415cm^{-1} 为羟基的特征吸收峰，1710cm^{-1} 和 1642cm^{-1} 为羰基特征吸收峰，1452cm^{-1} 为苯环的特征吸收峰。UV 谱（图 2-7）中给出 λ_{max}（lgε）215nm（3.88）、265nm（3.54），302nm（3.27）的十二元大环内酯类化合物特征吸收带。

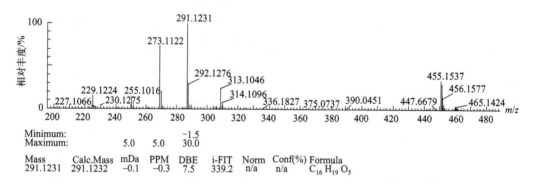

图 2-5　化合物 1 的高分辨质谱（HR-ESI-MS）图

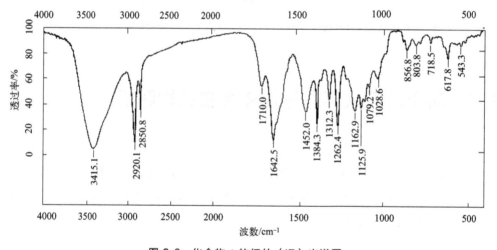

图 2-6　化合物 1 的红外（IR）光谱图

在 ^{1}H-NMR（600MHz，CD$_3$OD）谱（图 2-8）中，低场区显示出 2 个芳香氢信号 δ_H 6.23（1H，d，$J=2.5$Hz）和 δ_H 6.12（1H，d，$J=2.5$Hz），提示结构中含有一个 1,2,3,5-四取代苯环；δ_H 5.61（1H，dt，$J=7.3$Hz，17.0Hz）和 δ_H 5.52（1H，dt，$J=6.9$Hz，17.0Hz）为一对反式取代的烯氢信号；高场区中 δ_H 4.37（1H，d，$J=17.0$Hz）和 δ_H 3.97（1H，d，$J=17.0$Hz）是十二元大环内酯结构中 10 位碳上的偕偶氢信号；δ_H 1.34（3H，d，$J=6.5$Hz）为一组甲基氢信号。^{13}C-NMR（150MHz，CD$_3$OD）结合 DEPT135 谱（图 2-9）共显示出 16 个碳信号，其中 δ_C 208.2 为 1 个酮

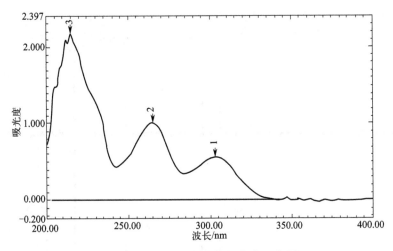

图 2-7　化合物 1 的紫外光谱（UV）图

羰基碳信号，δ_C 172.3 为 1 个酯羰基碳信号，δ_C 165.4、163.2、139.1 和 107.9 为 4 个 sp^2 杂化的季碳信号，δ_C 138.5、122.5、113.7 和 103.1 为 4 个 sp^2 杂化的次甲基碳信号，δ_C 74.8 为 1 个 sp^3 杂化的连氧次甲基碳信号，高场区中 δ_C 19.3 为 1 个甲基碳信号。

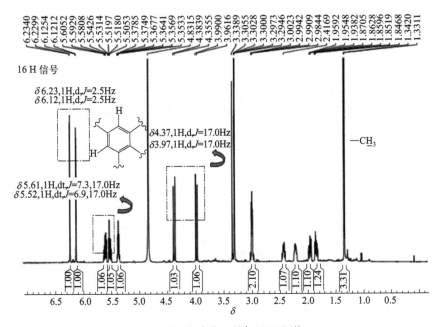

图 2-8　化合物 1 的 ^{1}H-NMR 谱

在 ^{1}H-^{1}H COSY 谱中，可见 δ_H 5.37（H-3）与 δ_H 1.34（H$_3$-17）、1.96（H-4），δ_H 2.42（H-5）与 δ_H 1.96（H-4）、5.60（H-6），δ_H 5.52（H-7）与 δ_H 5.60（H-6）、3.00（H-8）存在相关信号，结合 HSQC 谱，可推出结构中含有如下片段：C$_{17}$—C$_3$—

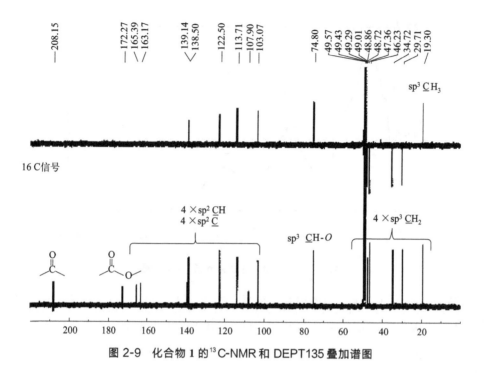

图 2-9 化合物 **1** 的 ¹³C-NMR 和 DEPT135 叠加谱图

C_4—C_5—C_6—C_7—C_8（片段 a）（图 2-10）。在 HMBC 谱中，可见 δ_H 6.23（H-14）与 δ_C 172.3（C-1）、165.4（C-15）、163.2（C-13）、113.7（C-12）和 107.9（C-16），δ_H 6.12（H-12）与 δ_C 172.3（C-1）、163.2（C-13）、107.9（C-16）、103.1（C-14）和

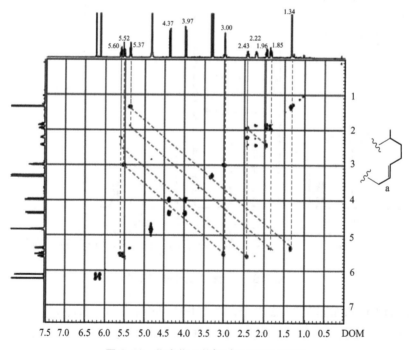

图 2-10 化合物 **1** 的 ¹H-¹H COSY 谱图

47.4（C-10），δ_H 4.37（H-10a）、3.97（H-10b）与 δ_C 208.2（C-9）、172.3（C-1）、139.1（C-11）、113.7（C-12）和 107.9（C-16）之间的远程相关，结合 HSQC 谱，推出片段 b（图 2-11）。HMBC 谱（图 2-12）中，显示 δ_H 5.52（H-7）、3.00（H-8）与 δ_C 208.2（C-9），δ_H 5.37（H-3）与 δ_C 172.3（C-1）存在远程相关，将片段 a 与 b 连接，得到化合物 **1** 的平面结构。

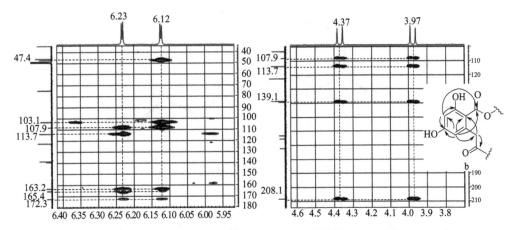

图 2-11　化合物 **1** 的 HMBC 谱图

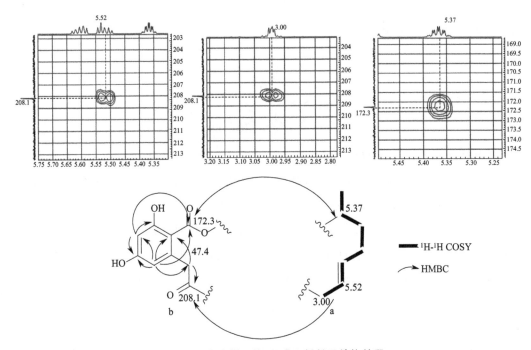

图 2-12　化合物 **1** 的 HMBC 相关及结构片段

已知化合物 **9**〔(7*S*)-methoxyresorcylide〕的 X 射线单晶衍射实验（铜靶）结果（图 2-13）表明其结构中 3 位手性碳的绝对构型为 *R*。根据共生源的关系推测从该菌株中分离得到的十二元大环内酯类结构中 3 位的绝对构型均为 *R*。此外，化合物 **1** 结构中 C-3 位的绝对构型还通过与已知化合物 **7**（$[\alpha]_D^{20} +40.7°$）进行旋光值对比的方法得到了进一步验证。

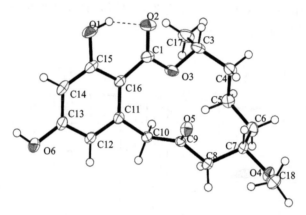

图 2-13　化合物 **9** 的 X 单晶衍射图谱

综上所述，确定化合物 **1** 的结构为 (3*R*),(6*E*)-etheno-9-oxo-de-*O*-methyllasiodiplodin，经 Scifinder Scholar 网络检索，未见文献报道，为一个新的十二元大环内酯类化合物，命名为 penicimenolide A，并对其全部碳氢信号进行了归属（表 2-3）。

化合物 **2**（penicimenolide B）

无色针状结晶（MeOH），熔点 128～130℃，$[\alpha]_D^{20} +39.8°$（$c = 0.5\mathrm{g}/100\mathrm{mL}$，MeOH）。三氯化铁反应呈阳性，提示结构中含有酚羟基。HR-ESI-MS（正离子）给出准分子离子峰 m/z 351.1435 $[M+H]^+$（计算值为 351.1444，$C_{18}H_{23}O_7$）（图 2-14），确定其分子量为 350，分子式为 $C_{18}H_{22}O_7$，计算其不饱和度为 8。IR 谱（图 2-15）中（KBr）ν_{max} 3405cm^{-1} 为羟基的特征吸收峰，1722cm^{-1} 和 1646cm^{-1} 为羰基特征吸收峰，1619cm^{-1} 和 1449cm^{-1} 为苯环的特征吸收峰。UV 谱（图 2-16）中给出 λ_{max}（lgε）214nm（4.03）、262nm（3.74）、302nm（3.47）的十二元大环内酯类化合物特征吸收带。

在 ^{1}H-NMR（600MHz，CD$_3$OD）谱（图 2-17）中，低场区显示出 2 个芳香氢信号 δ_H 6.24（1H，d，$J = 2.5$Hz）和 δ_H 6.11（1H，d，$J = 2.5$Hz），提示结构中含有一个 1，2，3，5-四取代苯环；高场区中 δ_H 4.55（1H，d，$J = 18.7$Hz）和 3.85（1H，d，$J = 18.7$Hz）是十二元大环内酯结构中 10 位碳上的偕偶氢信号；δ_H 2.01（3H，s）

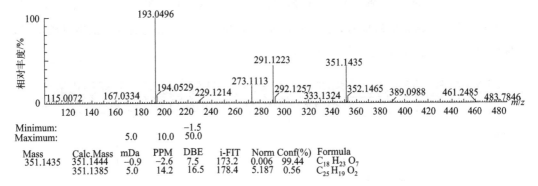

图 2-14　化合物 **2** 的高分辨质谱（HR-ESI-MS）图

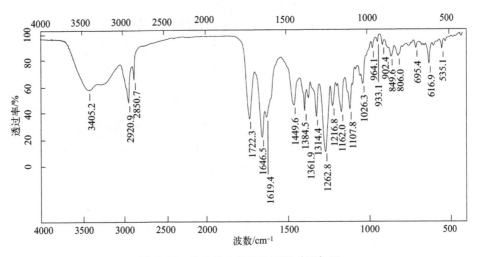

图 2-15　化合物 **2** 的红外光谱（IR）图

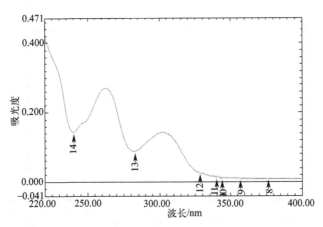

图 2-16　化合物 **2** 的紫外光谱（UV）图

和 1.28（3H，d，$J = 6.4$Hz）为 2 组甲基氢信号。^{13}C-NMR（150MHz，CD$_3$OD）结合 DEPT135 谱（图 2-18）共显示出 18 个碳信号，其中 δ_C 206.7 为 1 个酮羰基碳信号，

δ_C 172.4、172.2 为 2 个酯羰基碳信号，δ_C 167.0、164.1、139.9、113.9、106.5 和 103.2 为 6 个 sp^2 杂化的碳信号，δ_C 74.1 和 71.6 为 2 个 sp^3 杂化的连氧次甲基碳信号，高场区中 δ_C 21.3、18.9 为 2 个甲基碳信号。

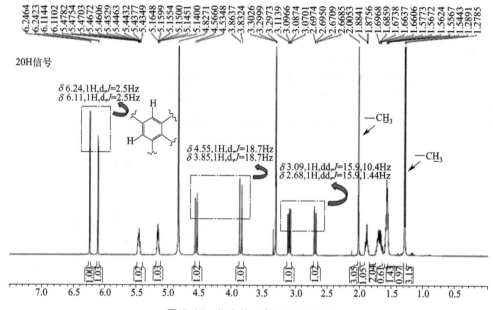

图 2-17 化合物 2 ¹H-NMR 图谱

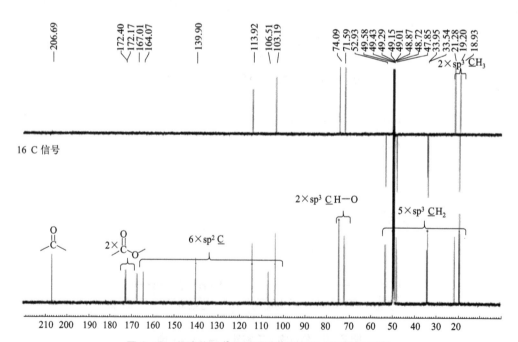

图 2-18 化合物 2 ¹³C-NMR 和 DEPT 135 叠加图谱

十二元大环内酯类化合物研究

对比化合物 **2** 与化合物 **11** 的 ^{1}H-NMR 和 ^{13}C-NMR 数据，发现比较相似，只是化合物 **2** 多了 1 个乙酰基信号，HMBC 谱（图 2-19）中 δ_H 2.01（H-2′）与 δ_C 172.2（C-1′）的远程相关进一步证实了乙酰基的存在。HMBC 谱（图 2-19）中，可见 δ_H 5.46（H-7）与乙酰羰基碳信号 δ_C 172.2（C-1′）存在远程相关，表明化合物 **2** 为化合物 **11** 的 7-羟基乙酰化物。

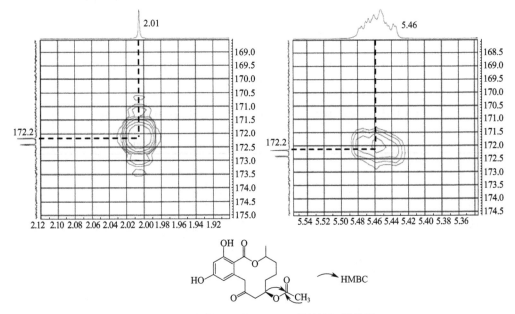

图 2-19　化合物 2 的 HMBC 谱关键相关信号

该化合物 C-7 位的绝对构型是通过化学衍生化的方法确定的，将化合物 **2** 与化合物 **11** 分别进行乙酰化反应，由于两者的乙酰化反应产物 2a 和 11a 具有相似的 ^{1}H-NMR 数据及相同的 HPLC 保留时间（图 2-20），确定两个反应产物应为同一结构，据此推测化合物 **2** 与 **11** 中 C-7 位的绝对构型相同。化合物 **11** 结构中 C-7 位的绝对构型已经通过改良的 Mosher 法确定为 R（图 2-21），故确定化合物 **2** 中 C-7 位的绝对构型也为 R。

综上所述，确定化合物 **2** 的结构为（3R，7R）-7-acetoxyl-9-oxo-de-O-methyllasio-diplodin，经 Scifinder Scholar 网络检索，未见文献报道，为一个新的十二元大环内酯类化合物，命名为 penicimenolide B，并对其全部碳氢信号进行了归属（表 2-3）。

表 2-3　化合物 1 和 2 的 ^{1}H-NMR(600MHz) 和 ^{13}C-NMR(150MHz) 数据列表（氘代甲醇）

编号	化合物 1		化合物 2	
	δ_H, J(Hz)	δ_C	δ_H, J(Hz)	δ_C
1		172.3		172.4
3	5.37(1H,m)	74.8	5.16(1H,m)	74.1
4	1.96(1H,m),1.85(1H,m)	34.7	1.70(1H,m),1.66(1H,m)	34.0
5	2.42(1H,m),2.21(1H,m)	29.7	1.59(1H,m),1.56(1H,m)	19.2
6	5.60(1H,dt,J=16.0Hz,6.9Hz)	138.5	1.88(1H,m),1.54(1H,m)	33.5
7	5.52(1H,dt,J=16.0Hz,6.9Hz)	122.5	5.46(1H,m)	71.6

编号	化合物 1		化合物 2	
	$\delta_H, J(\mathrm{Hz})$	δ_C	$\delta_H, J(\mathrm{Hz})$	δ_C
8	3.00(2H,m)	46.2	3.09(1H,dd,J=15.9Hz,10.4Hz)	47.9
			2.68(1H,dd,J=15.9Hz,1.4Hz)	
9		208.2		206.7
10	4.37(1H,d,J=17.0Hz)	47.4	4.55(1H,d,J=18.7Hz)	52.9
	3.97(1H,d,J=17.0Hz)		3.85(1H,d,J=18.7Hz)	
11		139.1		139.9
12	6.12(1H,d,J=2.5Hz)	113.7	6.11(1H,d,J=2.5Hz)	113.9
13		163.2		164.1
14	6.23(1H,d,J=2.5Hz)	103.1	6.24(1H,d,J=2.5Hz)	103.2
15		165.4		167.0
16		107.9		106.5
17	1.34(3H,d,J=6.5Hz)	19.3	1.28(3H,d,J=6.4Hz)	18.9
1′				172.2
2′			2.01(3H,s)	21.3

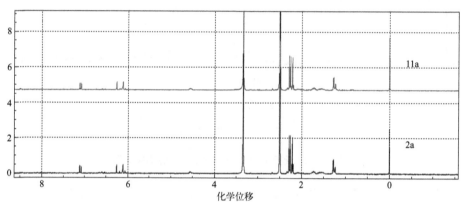

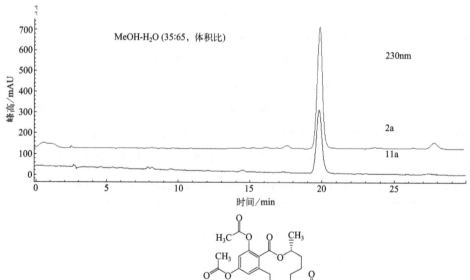

图 2-20　化合物 2 的衍生物 2a 和 11a 的 ^{1}H-NMR 和 HPLC 对比图

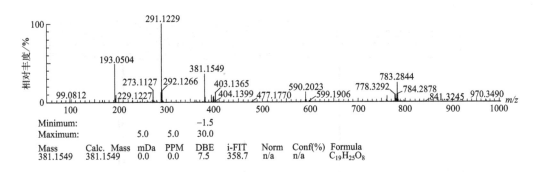

11R=H
11bR=(S)-MTPA酯
11cR=(R)-MTPA酯

图 2-21　化合物 **11** 的 MTPA 酯化产物 $\Delta\delta$ 差值图（$\delta_{11b}-\delta_{11c}$）

化合物 **3**（penicimenolide C）

黄色针状晶体（MeOH），熔点 $118\sim119{}^{\circ}\!C$，$[\alpha]_D^{20}+15.4^{\circ}$（$c=0.5\mathrm{g}/100\mathrm{mL}$，MeOH）。三氯化铁反应呈阳性，提示结构中含有酚羟基。HR-ESI-MS（正离子）给出准分子离子峰 m/z 381.1549 $[M+H]^{+}$（计算值为 381.1549，$C_{19}H_{25}O_8$）（图 2-22），确定其分子量为 380，分子式为 $C_{19}H_{24}O_8$，计算其不饱和度为 8。IR 谱（图 2-23）中（KBr）ν_{max} 3426cm^{-1} 为羟基的特征吸收峰，1727cm^{-1} 和 1644cm^{-1} 为羰基特征吸收峰。UV 谱（图 2-24）中给出 λ_{max}（lgε）213nm（4.05）、262nm（3.80）、301nm（3.56）的十二元大环内酯类化合物特征吸收带。

图 2-22　化合物 **3** 的高分辨质谱（HR-ESI-MS）图

在 ^{1}H-NMR（600MHz，CD_3OD）谱（图 2-25）中，低场区显示出 2 个芳香氢信号 δ_H 6.25（1H，d，$J=2.5$Hz）和 δ_H 6.11（1H，d，$J=2.5$Hz），提示结构中含有一个 1,2,3,5-四取代苯环；高场区中 δ_H 4.56（1H，d，$J=18.8$Hz）和 δ3.85（1H，d，$J=18.8$Hz）为十二元大环内酯结构中 10 位碳上的偕偶氢信号；δ_H 1.35（3H，d，$J=6.9$Hz）和 1.29（3H，d，$J=6.4$Hz）为 2 组甲基氢信号。^{13}C-NMR（15MHz，CD_3OD）结合 DEPT135 谱（图 2-26）共显示出 19 个碳信号，其中 δ_C 206.6 为 1 个酮

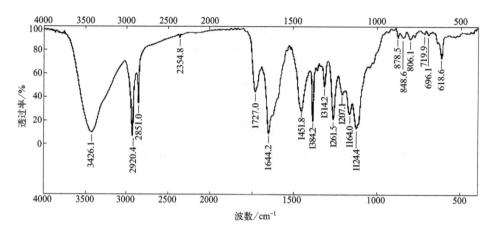

图 2-23　化合物 **3** 的红外光谱（IR）图

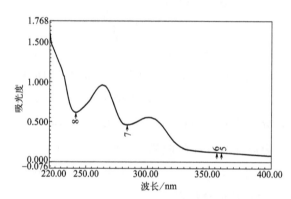

图 2-24　化合物 **3** 的紫外光谱（UV）图

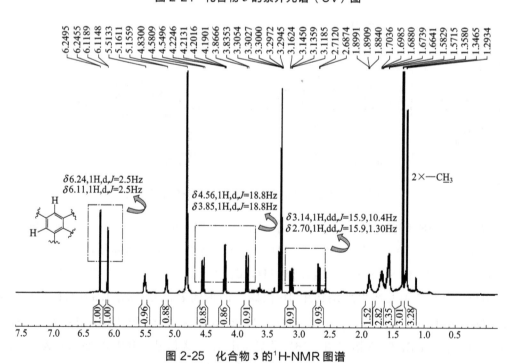

图 2-25　化合物 **3** 的 ¹H-NMR 图谱

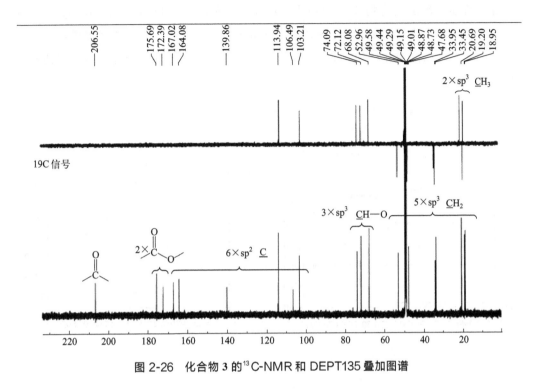

图 2-26 化合物 **3** 的 ^{13}C-NMR 和 DEPT135 叠加图谱

羰基碳信号，δ_C175.1、172.4 为 2 个酯羰基碳信号，δ_C 167.0、164.1、139.9、113.9、106.5、103.2 为 6 个 sp^2 杂化的碳信号，δ_C 74.1、72.1 及 68.1 为 3 个 sp^3 杂化的连氧次甲基碳信号，高场区中 δ_C 20.7 和 18.9 为 2 个甲基碳信号。

对比化合物 **3** 与化合物 **2** 的 ^{1}H-NMR 和 ^{13}C-NMR 数据，发现比较相似，只是化合物 **3** 多了一个连氧次甲基信号（δ_C68.1，δ_H4.21）。在 HMBC 谱中（图 2-27），可见 δ_H5.51（H-7）、4.21（H-2'）和 1.35（H-3'）均与 δ_C175.1（C-1'）存在远程相关，结合 ^{1}H-^{1}HCOSY 图谱中可见 H-2'和 H-3'相关，确定化合物 **3** 的 7 位连有 2-羟基丙酰氧基侧链。综合以上信息，确定了化合物 **3** 的平面结构。

该化合物结构中 C-2'位的绝对构型是通过改良的 Mosher's 法确定的。将化合物 **3** 分别与（R）-MTPA-Cl 及（S）-MTPA-Cl 反应得到其相应的（S）-MTPA 酯（**3a**）和（R）-MTPA 酯（**3b**），通过对比结构中 H-3' 和 H-7 的化学位移差值（$\Delta\delta = \delta_S - \delta_R$）（图 2-28），确定了 C-2'的绝对构型为 R。化合物 **3** 结构中 C-7 位的绝对构型是通过碱水解反应来确定的，由于其碱水解产物 **3c** 与化合物 **11** 在两种不同洗脱条件下均显示出相同的 HPLC 保留时间（图 2-29），确定 **3c** 与 **11** 为同一结构，据此推测化合物 **3** 结构中 C-7 位的绝对构型与化合物 **11** 一致，均为 R 构型。化合物 **3** 的绝对构型还通过量子化学 TDDFT 计算电子圆二色谱（ECD）的方法进行了验证（图 2-30），化合物 **3** 的 ECD 结果与实测 CD 图谱相似，因此进一步确证了化合物 **3** 的绝对构型为 3R,7R。

综上所述，确定化合物 **3** 的结构为(3*R*,7*R*,2′*R*)-7-(2′-hydroxy-propionyloxy)-9-oxo-de-*O*-methyllasiodiplodin，经 Scifinder Scholar 网络检索，未见文献报道，为一个新的十二元大环内酯类化合物，命名为 penicimenolide C，并对其全部碳氢信号进行了归属（表 2-4）。

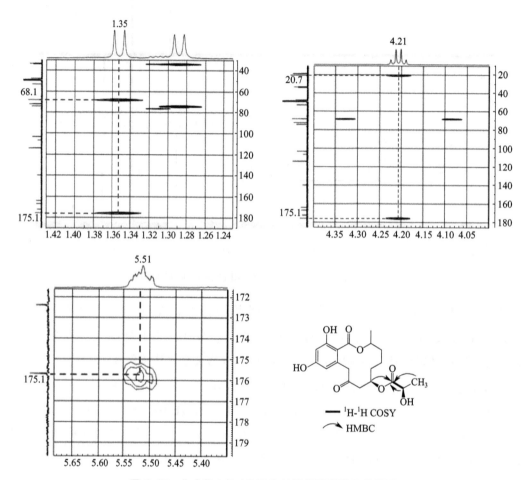

图 2-27　化合物 **3** 的 HMBC 关键相关图谱及信号图

3 R=H
3a R=(*S*)-MTPA酯
3b R=(*R*)-MTPA酯

图 2-28　化合物 **3** MTPA 酯化产物的 Δδ 值（δ$_S$−δ$_R$）

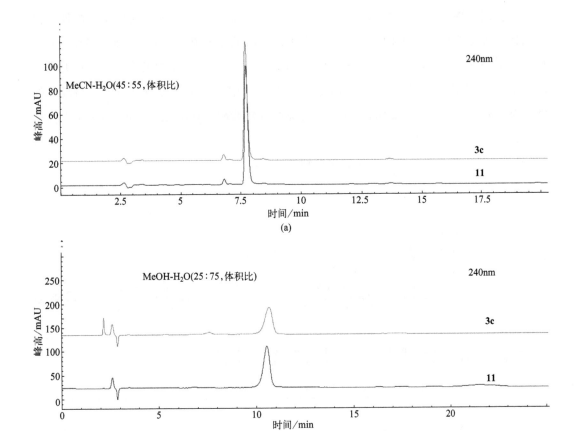

图 2-29　两种洗脱系统下 3c 与化合物 11 的 HPLC 叠加对比图

图 2-30　化合物 3 和 4 的电子圆二色谱（ECD）与 CD 实测图谱对比图

化合物 4（penicimenolide D）

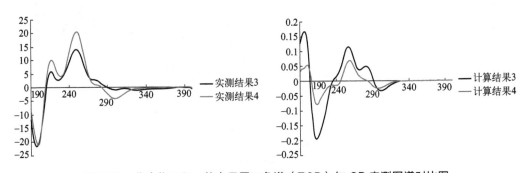

黄色油状物，$[\alpha]_D^{20}+31.6°(c=0.5\text{g}/100\text{mL}，\text{MeOH})$。三氯化铁反应呈阳性，提示结构中含有酚羟基。HR-ESI-MS（正离子）给出准分子离子峰 m/z 381.1548 [M+H]$^+$（计算值为 381.1549，$C_{19}H_{25}O_8$）（图 2-31），确定其分子量为 380，分子式为 $C_{19}H_{24}O_8$，计算其不饱和度为 8。IR 谱（图 2-32）中（KBr）ν_{max} 3417cm^{-1} 为羟基的特征吸收峰，1752cm^{-1} 和 1645cm^{-1} 为羰基特征吸收峰，1606cm^{-1} 和 1458cm^{-1} 为苯环特征吸收峰。UV 谱（图 2-33）中给出 λ_{max}（lgε）220nm（4.31）、264nm（4.01）、303nm（3.85）的十二元大环内酯类化合物特征吸收带。

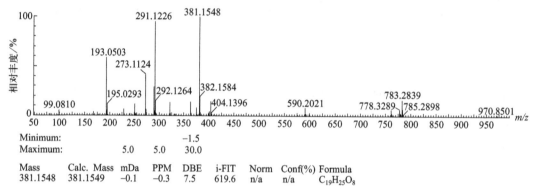

Mass	Calc. Mass	mDa	PPM	DBE	i-FIT	Norm	Conf(%)	Formula
Minimum:				−1.5				
Maximum:	5.0	5.0	30.0					
381.1548	381.1549	−0.1	−0.3	7.5	619.6	n/a	n/a	$C_{19}H_{25}O_8$

图 2-31　化合物 **4** 的高分辨质谱（HR-ESI-MS）图

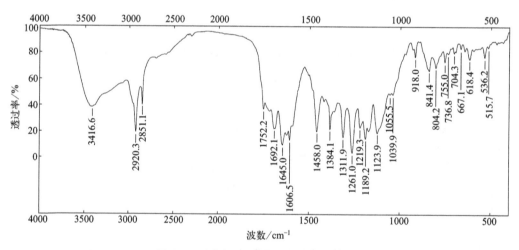

图 2-32　化合物 **4** 的红外光谱（IR）图

对比化合物 **4** 与化合物 **3** 的 ^{1}H-NMR（图 2-34）和 ^{13}C-NMR（图 2-35）图谱，发现非常相似，通过对化合物 **4** 的 ^{1}H-^{1}H COSY、HSQC 和 HMBC 图谱的解析，确定了化合物 **4** 与 **3** 具有相同的平面结构。进一步对比这两个化合物的 ^{13}C-NMR 数据，发现 C-5、C-6、C-7 和 C-8 的化学位移存在差异，表明化合物 **4** 是化合物 **3** 的 7 位差向异构体。化合物 **4** 的绝对构型还通过量子化学 TDDFT 计算电子圆二色谱（ECD）的方法进行了验证（图 2-30），化合物 **4** 的计算 ECD 结果与实测 CD 图谱相似，因此进一步确证

了化合物 **4** 的绝对构型为 3*R*，7*S*。

综上所述，确定化合物 **4** 的结构为(3*R*,7*S*,2′*R*)-7-(2′-hydroxy-propionyloxy)-9-oxo-de-*O*-methyllasiodiplodin，经 Scifinder Scholar 网络检索，未见文献报道，为一个新的十二元大环内酯类化合物，命名为 penicimenolide D，并对其全部碳氢信号进行了归属（表 2-4）。

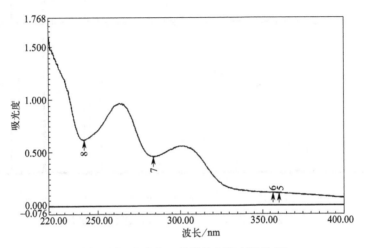

图 2-33　化合物 **4** 的紫外光谱（UV）图

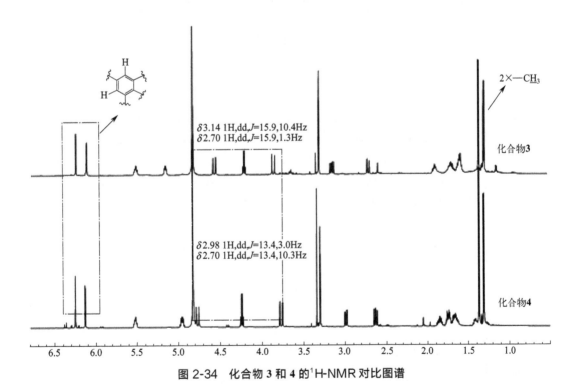

图 2-34　化合物 **3** 和 **4** 的 ¹H-NMR 对比图谱

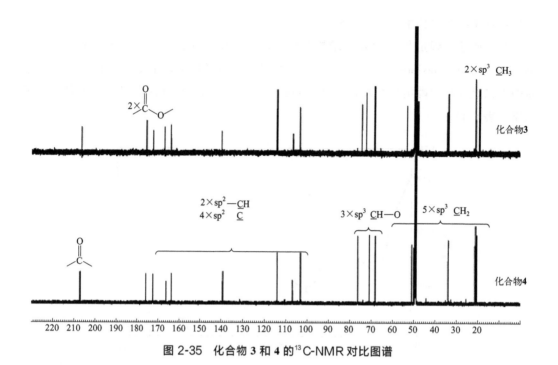

图 2-35　化合物 3 和 4 的 ^{13}C-NMR 对比图谱

表 2-4　化合物 3 和 4 ^{1}H-NMR(600MHz) 和 ^{13}C-NMR(150MHz) 数据列表（氘代甲醇）

序号	化合物 3		化合物 4	
	δ_H, J(Hz)	δ_C	δ_H, J(Hz)	δ_C
1		172.4		172.6
3	5.16(1H,m)	74.1	4.96(1H,m)	76.1
4	1.68(2H,m)	33.9	1.85(1H,m),1.76(1H,m)	33.8
5	1.58(2H,m)	19.2	1.66(1H,m),1.42(1H,m)	21.6
6	1.89(1H,m),1.61(1H,m)	33.4	1.74(1H,m),1.69(1H,m)	34.0
7	5.51(1H,m)	72.1	5.52(1H,m)	70.8
8	3.14(1H,dd,J=15.9Hz,10.4Hz)	47.7	2.98(1H,dd,J=13.4Hz,3.0Hz)	50.1
	2.70(1H,dd,J=15.9Hz,1.3Hz)		2.63(1H,dd,J=13.4Hz,10.3Hz)	
9		206.6		207.3
10	4.56(1H,d,J=18.8Hz)	53.0	4.77(1H,d,J=18.5Hz)	51.0
	3.85(1H,d,J=18.8Hz)		3.77(1H,d,J=18.5Hz)	
11		139.9		139.6
12	6.11(1H,d,J=2.5Hz)	113.9	6.13(1H,d,J=2.5Hz)	114.1
13		164.1		163.9
14	6.25(1H,d,J=2.5Hz)	103.2	6.25(1H,d,J=2.5Hz)	103.1
15		167.0		166.4
16		106.5		106.9

序号	化合物 3			化合物 4		
	$\delta_H, J(Hz)$		δ_C	$\delta_H, J(Hz)$		δ_C
17	1.29(3H,d,$J=6.4$Hz)		18.9	1.32(3H,d,$J=6.1$Hz)		21.2
1′			175.1			176.0
2′	4.21(1H,m)		68.1	4.25(1H,m)		68.1
3′	1.35(3H,d,$J=6.9$Hz)		20.7	1.37(3H,d,$J=6.9$Hz)		20.6

化合物 5（penicimenolide E）

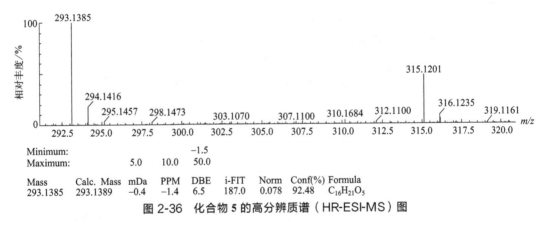

黄色油状物，$[\alpha]_D^{20}-57.8°(c=0.25\text{g}/100\text{mL}，\text{MeOH})$。三氯化铁反应呈阳性，提示结构中含有酚羟基。HR-ESI-MS（正离子）给出准分子离子峰 m/z 293.1385 $[M+H]^+$（计算值为 293.1389，$C_{16}H_{21}O_5$）（图 2-36），确定其分子量为 292，分子式为 $C_{16}H_{20}O_5$，计算其不饱和度为 7。IR 谱（图 2-37）中（KBr）ν_{max} 3408cm^{-1} 为羟基的特征吸收峰，1690cm^{-1} 为羰基特征吸收峰，1618cm^{-1} 和 1450cm^{-1} 为苯环的特征吸收峰。UV 谱（图 2-38）中给出 λ_{max}（lgε）212nm（3.94）、256nm（3.27）、289nm（3.07）的十二元大环内酯类化合物特征吸收带。

图 2-36 化合物 5 的高分辨质谱（HR-ESI-MS）图

在 ^{1}H-NMR（600MHz，CD$_3$OD）谱（图 2-39）中，低场区显示出 2 个芳香氢信号 δ_H6.25(1H，d，$J=2.2$Hz) 和 δ_H6.19(1H，d，$J=2.2$Hz)，提示结构中含有一个 1，2，3，5-四取代苯环；δ_H5.49(1H，dt，$J=15.6$Hz，6.3Hz) 和 5.35(1H，dd，$J=15.6$Hz，5.0Hz) 为一对反式取代的烯氢信号；高场区中 δ_H1.31(3H，d，$J=6.5$Hz) 为 1 组甲基氢信号。^{13}C-NMR（150MHz，CD$_3$OD）结合 DEPT135 谱（图 2-40）共显示出 16 个碳信号，其中 δ_C 170.8 为 1 个酯羰基碳信号，δ_C 161.2、158.9、140.8、

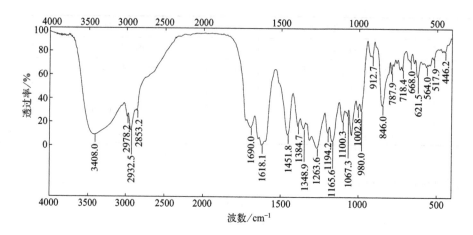

图 2-37　化合物 **5** 的红外光谱（IR）图

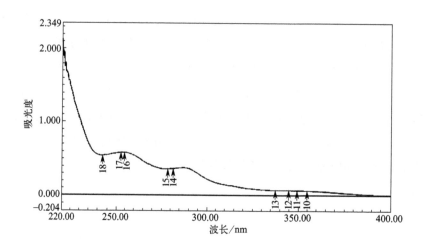

图 2-38　化合物 **5** 的紫外光谱（UV）图

115.2、111.1、102.3 为 6 个 sp^2 杂化的碳信号，δ_C 74.9 和 73.0 为 2 个 sp^3 杂化的连氧次甲基碳信号，δ_C 19.0 为 1 个甲基碳信号。

在 ^{1}H-^{1}H COSY 谱中，显示出 δ_H 5.08(H-3) 与 δ_H 1.94(H-4)、1.31(H$_3$-17)，δ_H 1.70(H-5) 与 δ_H 1.94(H-4)、2.15(H-6)，δ_H 5.49(H-7) 与 δ_H 2.15(H-6)、5.35(H-8)，δ_H 4.05(H-9) 与 δ_H 5.35(H-8)、3.11(H-10) 存在相关，结合 HSQC 谱，可推出结构中含有如下片段：C$_{17}$ — C$_3$ — C$_4$ — C$_5$ — C$_6$ — C$_7$ — C$_8$ — C$_9$ — C$_{10}$（片段 a）（图 2-41）。

在 HMBC 谱中，可见 δ_H 6.25(H-12) 与 δ_C 170.8(C-1)、161.2(C-13)、140.8(C-11)、102.3(C-14)、115.2(C-16) 和 43.6(C-10)，δ_H 6.19(H-14) 与 δ_C 170.8(C-1)、161.2(C-13)、115.2(C-16) 和 111.1(C-12)，δ_H 3.11(H-10) 与 δ_C 140.8(C-11)、133.4(C-8)、115.2(C-16)、111.1(C-12) 和 74.9(C-9) 存在远程相关，结合 HSQC

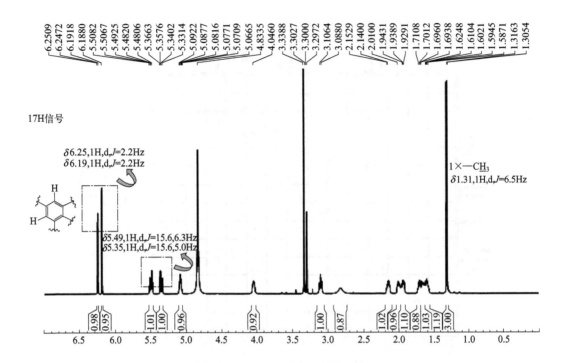

图 2-39　化合物 **5** 的 ^{1}H-NMR 谱图

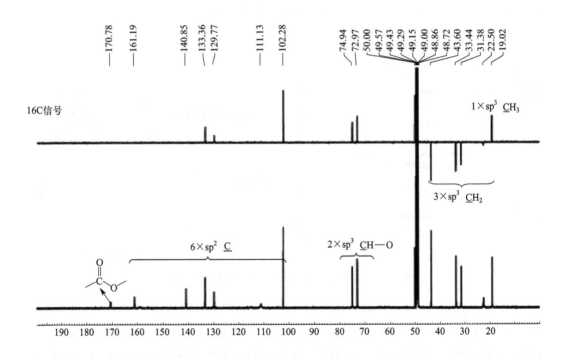

图 2-40　化合物 **5** 的 ^{13}C-NMR 和 DEPT 叠加图

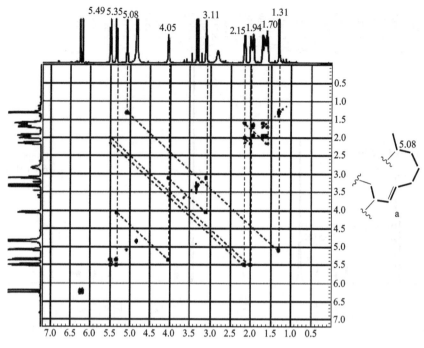

图 2-41　化合物 **5** 的 ¹H-¹H COSY 相关谱

谱，推出片段 b(图 2-42)。HMBC 谱（图 2-43）中显示 δ_H 5.08(H-3) 与 δ_C 170.8(C-1) 相关，将片段 a 与片段 b 连接，得到化合物 **5** 的平面结构。

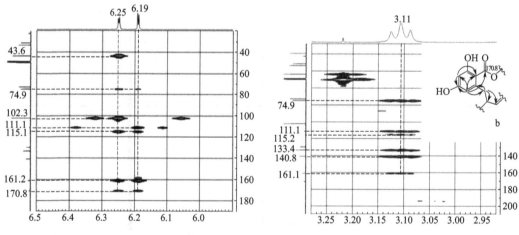

图 2-42　化合物 **5** 的 HMBC 谱及关键相关信号图

该化合物结构中 C-9 位的绝对构型是通过改良的 Mosher 法确定的。将化合物 **5** 分别与(R)-MTPA-Cl 及(S)-MTPA-Cl 反应得到其相应的(S)-MTPA 酯(**5a**)和(R)-MT-PA 酯(**5b**)，根据结构中 H₃-17、H-4、H-5 和 H-6 处正的化学位移差值（$\Delta\delta = \delta_S - \delta_R$）和 H-10 处负的化学位移差值（$\Delta\delta = \delta_S - \delta_R$）（图 2-44），确定了 C-9 位为 S 构型。

综上所述，确定化合物 **5** 的结构为（3R，9S）-(7E)-etheno-9-hydroxy-de-O-

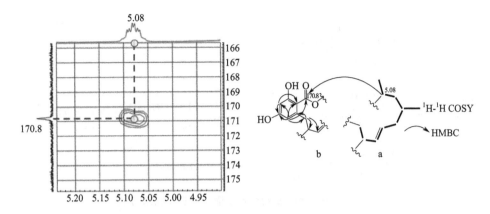

图 2-43 化合物 5 的 HMBC 谱及关键结构片段

methyllasiodiplodin，经 Scifinder Scholar 网络检索，未见文献报道，为一个新的十二元大环内酯类化合物，命名为 penicimenolide E，并对其全部碳氢信号进行了归属（表 2-5）。

5 R=H
5a R=(S)-MTPA酯
5b R=(R)-MTPA酯

图 2-44 化合物 5 MTPA 酯化产物的 $\Delta\delta$ 值（$\delta_S - \delta_R$）

化合物 6（penicimenolide G）

白色无定形粉末，$[\alpha]_D^{20} +42.2°(c=0.25g/100mL，MeOH)$。三氯化铁反应呈阳性，提示结构中含有酚羟基。HR-ESI-MS（正离子）给出准分子离子峰 m/z 337.1658 $[M+H]^+$（计算值为 337.1651，$C_{18}H_{25}O_6$）（图 2-45），确定其分子量为 336，分子式为 $C_{18}H_{24}O_6$，计算其不饱和度为 7。IR 谱（图 2-46）中（KBr）$\nu_{max}3408cm^{-1}$ 为羟基的特征吸收峰，$1711cm^{-1}$ 和 $1643cm^{-1}$ 为羰基特征吸收峰。UV 谱（图 2-47）中给出 λ_{max}（lgε）215nm(5.02)、263nm(4.76)、304nm(4.47) 的十二元大环内酯类化合物特征吸收带。

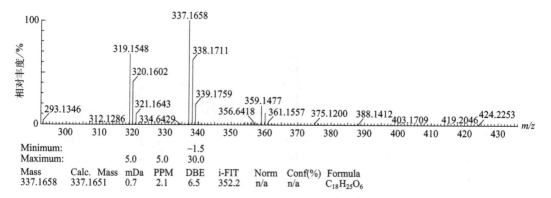

Minimum:				−1.5				
Maximum:		5.0	5.0	30.0				
Mass	Calc. Mass	mDa	PPM	DBE	i-FIT	Norm	Conf(%)	Formula
337.1658	337.1651	0.7	2.1	6.5	352.2	n/a	n/a	$C_{18}H_{25}O_6$

图 2-45 化合物 **6** 的高分辨质谱（HR-ESI-MS）图

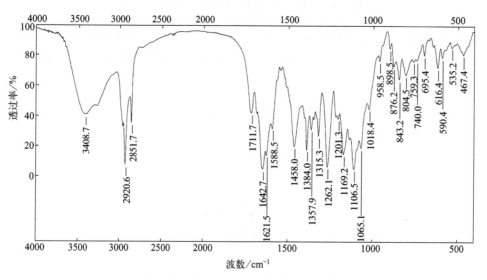

图 2-46 化合物 **6** 的红外光谱（IR）图

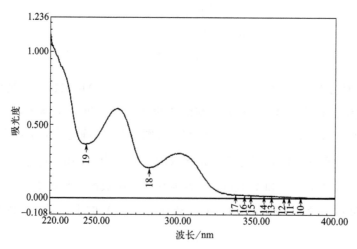

图 2-47 化合物 **6** 的紫外光谱（UV）图

　　　　十二元大环内酯类化合物研究

在 ^{1}H-NMR（600MHz，CD$_3$OD）谱（图 2-48）中，低场区显示出 2 个芳香氢信号 δ_H6.23（1H，d，J＝2.4Hz）和 δ_H6.11（1H，d，J＝2.4Hz），提示结构中含有一个 1，2，3，5-四取代苯环；高场区中 δ_H4.60（1H，d，J＝18.8Hz）和 3.82（1H，d，J＝18.8Hz）为十二元大环内酯结构中 10 位碳上的偕偶氢信号；δ_H1.27（3H，d，J＝6.4Hz）和 1.16（3H，d，J＝7.0Hz）为 2 组甲基氢信号。^{13}C-NMR（150MHz，CD$_3$OD）结合 DEPT135 谱（图 2-49）共显示出 18 个碳信号，其中 δ_C208.4 为 1 个酮羰基碳信号，δ_C172.4 为 1 个酯羰基碳信号，δ_C167.0、164.3、140.0、114.0、106.4 和 103.2 为 6 个 sp^2 杂化的碳信号，δ_C76.4 和 74.0 为 2 个 sp^3 杂化的连氧次甲基碳信号，高场区中 δ_C18.7 和 15.9 为 2 个甲基碳信号。

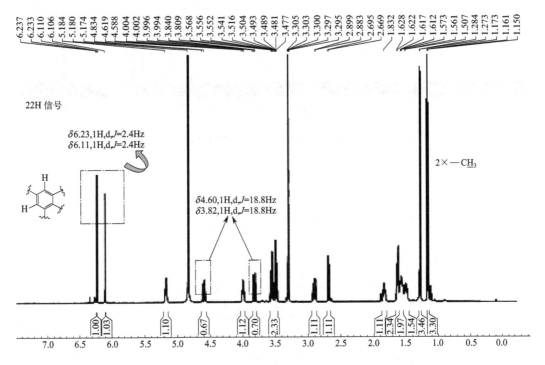

图 2-48　化合物 6 的 ^{1}H-NMR 谱图

对比化合物 6 与化合物 2 的 ^{1}H-NMR 和 ^{13}C-NMR 图谱数据，发现比较相似，其差别主要在于化合物 2 中的乙酰基消失，在化合物 6 中出现了 1 个乙基。HMBC 谱中，可见 δ_H3.56（H-1′）与 δ_C76.4（C-7）、15.9（C-2′），δ_H4.00（H-7）与 δ_C65.1（C-1′）存在远程相关，确定化合物 6 结构中 C-7 位的取代基为乙氧基（图 2-50）。

综上所述，确定化合物 6 的结构为（3R，7R）-7-ethyoxyl-9-oxo-de-O-methyllasiodiplodin，经 Scifinder Scholar 网络检索，未见文献报道，为一个新的十二元大环内酯类化合物，命名为 penicimenolide G，并对其全部碳氢信号进行了归属（表 2-5）。

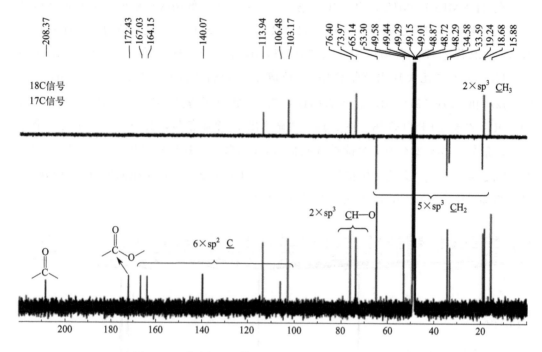

图 2-49　化合物 6 的 ^{13}C-NMR 和 DEPT 135 叠加谱图

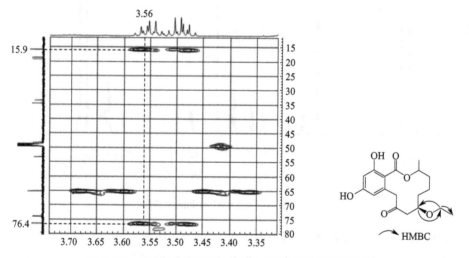

图 2-50　化合物 6 的 HMBC 谱和 HMBC 关键相关信号

表 2-5　化合物 5 和 6 的 ^{1}H-NMR(600MHz) 和 ^{13}C-NMR(150MHz) 信号列表 （氘代甲醇）

序号	化合物 5		化合物 6	
	δ_H, J(Hz)	δ_C	δ_H, J(Hz)	δ_C
1		170.8		172.4
3	5.08(1H,m)	73.0	5.17(1H,m)	74.0
4	1.94(1H,m),1.66(1H,m)	33.4	1.62(2H,m)	33.6

十二元大环内酯类化合物研究

序号	化合物 5		化合物 6	
	$\delta_H, J\ (\mathrm{Hz})$	δ_C	$\delta_H, J\ (\mathrm{Hz})$	δ_C
5	1.70(1H,m),1.60(1H,m)	22.5	1.56(1H,m)	19.2
6	2.15(1H,m),1.99(1H,m)	31.4	1.84(1H,m),1.50(1H,m)	34.6
7	5.49(1H,dt,J=15.6Hz,6.3Hz)	129.8	4.00(1H,m)	76.4
8	5.35(1H,dd,J=15.6Hz,5.0Hz)	133.4	2.90(1H,m),2.68(1H,m)	48.3
9	4.05(1H,m)	74.9		208.4
10	3.11(1H,m),2.82(1H,brs)	43.6	4.60(1H,d,J=18.8Hz)	53.3
			3.82(1H,d,J=18.8Hz)	
11		140.8		140.0
12	6.25(1H,d,J=2.2Hz)	111.1	6.11(1H,d,J=2.4Hz)	114.0
13		161.2		164.3
14	6.19(1H,d,J=2.2Hz)	102.3	6.23(1H,d,J=2.4Hz)	103.2
15		158.9		167.0
16		115.2		106.4
17	1.31(3H,d,J=6.5Hz)	19.0	1.27(3H,d,J=6.4Hz)	18.7
1′			3.56(1H,m),3.49(1H,m)	65.1
2′			1.16(3H,d,J=7.0Hz)	15.9

化合物 24（penicimenolide H）

无色片状晶体（MeOH），熔点 124～125℃，$[\alpha]_D^{20}$ +15.0°（c = 0.1g/100mL，MeOH）。三氯化铁反应呈阳性，提示结构中含有酚羟基。HR-ESI-MS（正离子）给出准分子离子峰 m/z 291.1239 [M+H]$^+$（计算值为 291.1232，$C_{16}H_{19}O_5$）（图 2-51），确定分子量为 290，分子式为 $C_{16}H_{18}O_5$，计算其不饱和度为 8。IR 谱（图 2-52）中（KBr）ν_{max} 3402cm^{-1} 为羟基的特征吸收峰，1703cm^{-1} 和 1641cm^{-1} 为羰基特征吸收峰，1587cm^{-1} 和 1486cm^{-1} 为苯环的特征吸收峰。UV 谱（图 2-53）中给出 λ_{max}（lgε）215nm(3.50)、265nm(3.17)、303nm(2.91) 的十二元大环内酯类化合物特征吸收带。

对比化合物 24 与化合物 1 的 ^{1}H-NMR（图 2-54）和 ^{13}C-NMR（图 2-55）数据，发现比较相似，不同之处在于结构中双键的构型。化合物 24 的 ^{1}H-NMR（600MHz，CD$_3$OD）谱中给出 5.70(1H, td, J=10.0Hz) 和 5.60(1H, td, J=10.0Hz) 的一对顺式取代烯氢信号，结合化合物 24 的 ^{1}H-^{1}H COSY、HSQC 及 HMBC 图谱中的相关信号（图 2-56），推出化合物 24 的平面结构。

该化合物的绝对构型是通过 X 射线单晶衍射实验（铜靶）确定的，结果（图 2-57）表明其结构中 3 位的构型为 R，双键的构型为 Z。

综上所述，确定化合物 **24** 的结构为 $(3R,6Z)$-etheno-9-oxo-de-O-methyllasiodiplo-din。经 Scifinder Scholar 网络检索，未见文献报道，为一个新的十二元大环内酯类化合物，命名为 penicimenolide H，并对其全部碳氢信号进行了归属（表 2-6）。

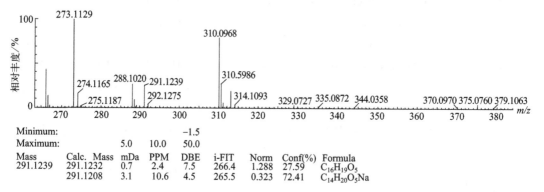

Minimum:				-1.5				
Maximum:		5.0	10.0	50.0				
Mass	Calc. Mass	mDa	PPM	DBE	i-FIT	Norm	Conf(%)	Formula
291.1239	291.1232	0.7	2.4	7.5	266.4	1.288	27.59	$C_{16}H_{19}O_5$
	291.1208	3.1	10.6	4.5	265.5	0.323	72.41	$C_{14}H_{20}O_5Na$

图 2-51　化合物 **24** 的高分辨质谱（HR-ESI-MS）图

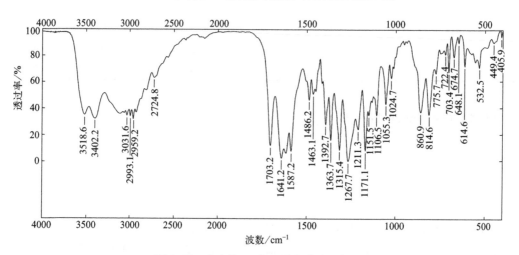

图 2-52　化合物 **24** 的红外光谱（IR）图

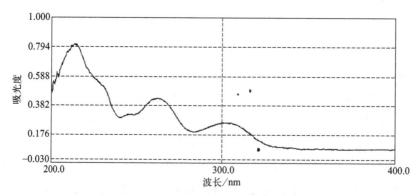

图 2-53　化合物 **24** 的紫外光谱（UV）图

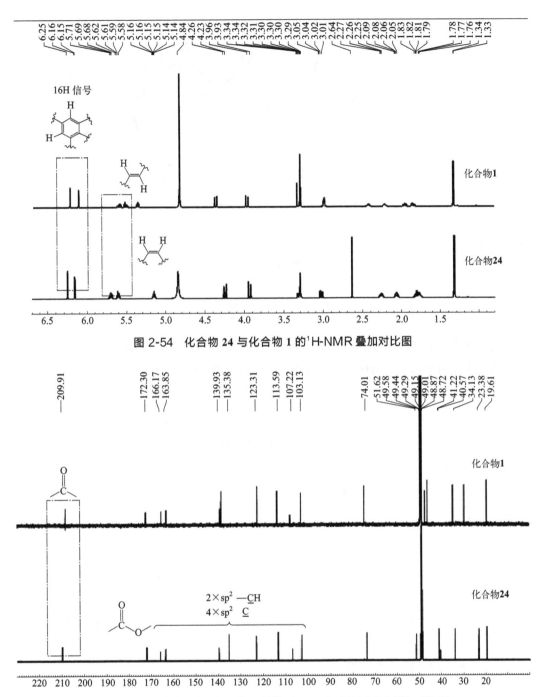

图 2-54　化合物 **24** 与化合物 **1** 的 ^{1}H-NMR 叠加对比图

图 2-55　化合物 **24** 与化合物 **1** 的 ^{13}C-NMR 和 DEPT135 叠加对比图

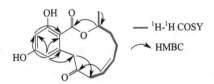

图 2-56　化合物 **24** 的关键 HMBC 和 ^{1}H-^{1}H COSY 相关信号图

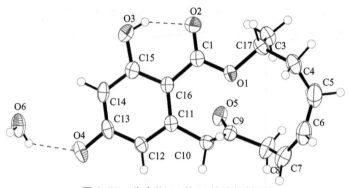

图 2-57 化合物 24 的 X 单晶衍射图

化合物 **25**（penicimenolide I）

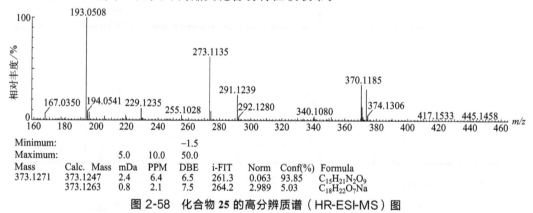

白色无定形粉末，$[\alpha]_D^{20}-2.5°$（$c=0.2$g/100mL，MeOH）。三氯化铁反应呈阳性，提示结构中含有酚羟基。HR-ESI-MS（正离子）给出准分子离子峰 m/z 373.1259[M+Na]$^+$（计算值为 373.1263，$C_{18}H_{22}O_7Na$）（图 2-58），确定分子量为 350，分子式为 $C_{18}H_{22}O_7$，计算其不饱和度为 8。IR 谱（图 2-59）中（KBr）ν_{max} 3405cm^{-1} 为羟基的特征吸收峰，1722cm^{-1} 和 1646cm^{-1} 为羰基特征吸收峰，1619cm^{-1} 和 1449cm^{-1} 为苯环的特征吸收峰。UV 谱（图 2-60）中给出 λ_{max}（lgε）224nm（4.81）、273nm（4.52）、312nm（4.24）的十二元大环内酯类化合物特征吸收带。

Minimum:				-1.5			
Maximum:		5.0	10.0	50.0			
Mass	Calc. Mass	mDa	PPM	DBE	i-FIT	Norm	Conf(%) Formula
373.1271	373.1247	2.4	6.4	6.5	261.3	0.063	93.85 $C_{15}H_{21}N_2O_9$
	373.1263	0.8	2.1	7.5	264.2	2.989	5.03 $C_{18}H_{22}O_7Na$

图 2-58 化合物 25 的高分辨质谱（HR-ESI-MS）图

对比化合物 **25** 与化合物 **2** 的 ^{1}H-NMR（图 2-61）和 ^{13}C-NMR（图 2-62）图谱，发现比较相似，通过对化合物 **25** 的 ^{1}H-^{1}H COSY、HSQC 和 HMBC 图谱的解析，确定了化合物 **25** 与化合物 **2** 具有相同的平面结构。进一步对比这两个化合物的 ^{13}C-NMR 数据，发现 C-5、C-6、C-7 和 C-8 的化学位移存在差异，表明化合物 **25** 是化合物 **2** 的 7位差向异构体。

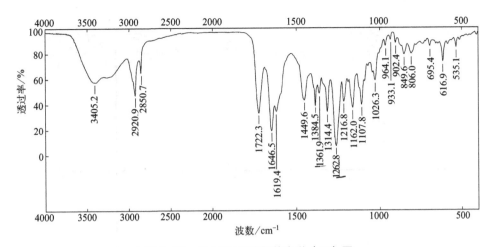

图 2-59 化合物 **25** 的红外光谱（IR）图

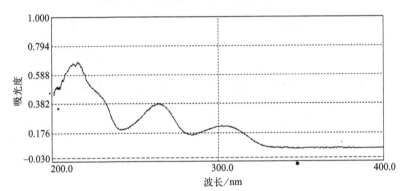

图 2-60 化合物 **25** 的紫外光谱（UV）图

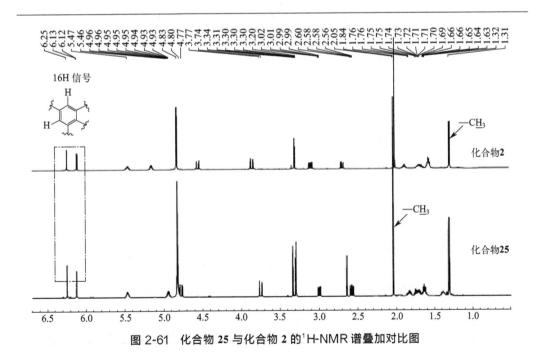

图 2-61 化合物 **25** 与化合物 **2** 的 ^{1}H-NMR 谱叠加对比图

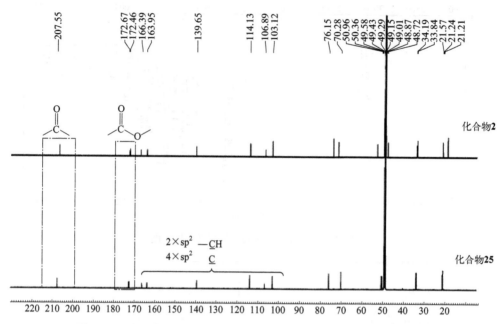

图 2-62　化合物 **25** 与化合物 **2** 的 ^{13}C-NMR 和 DEPT135 叠加对比图

　　综上所述，确定化合物 **25** 的结构为（3*R*,7*S*)-7-acetoxyl-9-oxo-de-*O*-methyllasio-diplodin，经 Scifinder Scholar 网络检索，未见文献报道，为一个新的十二元大环内酯类化合物，命名为 penicimenolideI，并对其全部碳氢信号进行了归属（表 2-6)。

表 2-6　化合物 **24** 和 **25** 的 ^{1}H-NMR(600MHz) 和 ^{13}C-NMR(150MHz) 数据列表（氘代甲醇）

序号	化合物 24		化合物 25	
	δ_H, J(Hz)	δ_C	δ_H, J(Hz)	δ_C
1		172.3		172.7
3	5.15(1H,m)	74.0	4.95(1H,m)	76.1
4	1.82(1H,m),1.75(1H,m)	34.1	1.81(1H,m),1.69(1H,m)	33.8
5	2.27(1H,m),2.07(1H,m)	23.4	1.38(1H,m),1.66(1H,m)	21.6
6	5.70(1H,td,J=10.0Hz)	135.4	1.78(1H,m),1.60(1H,m)	34.2
7	5.60(1H,td,J=10.0Hz)	123.3	5.47(1H,m)	70.3
8	3.32(1H,m),3.03(1H,m)	41.2	3.00(1H,dd,J=13.4Hz,3.0Hz)	50.4
			2.58(1H,dd,J=13.4Hz,10.4Hz)	
9		209.9		207.6
10	4.25(1H,d,J=17.9Hz)	51.7	4.78(1H,d,J=18.7Hz)	51.0
	3.94(1H,d,J=17.9Hz)		3.76(1H,d,J=18.7Hz)	
11		139.9		139.7
12	6.16(1H,d,J=2.5Hz)	113.6	6.13(1H,d,J=2.5Hz)	114.1
13		163.9		163.9
14	6.25(1H,d,J=2.5Hz)	103.1	6.25(1H,d,J=2.5Hz)	103.1

序号	化合物 24		化合物 25	
	$\delta_H, J\,(\mathrm{Hz})$	δ_C	$\delta_H, J\,(\mathrm{Hz})$	δ_C
15		166.2		166.4
16		107.2		106.9
17	1.33(3H,d,$J=6.4$Hz)	19.6	1.31(3H,d,$J=6.4$Hz)	21.2
1′				172.5
2′			2.05(3H,s)	21.2

2.2.2　十二元大环内酯类化合物绝对构型的确定

从菌株 SYP-F-7919 液体和固体发酵产物中共分离得到 51 个单体化合物，其中分离得到的新的十二元大环内酯类化合物有 6 个，分别是化合物 2～5、13 和 30，它们的绝对构型主要是通过化学衍生化、改良的 Mosher 法和电子圆二色谱（ECD）等方法进行确定，详见下文所述。

（1）化合物 3 和 4 绝对构型的确定

化合物 3 和 4 的结构如表 2-1 所示，分析其结构可知两者是一对 C-7 位差向异构体。首先，通过与已知化合物 9[(7S)-methoxyresorcylide]对比核磁数据，结合化合物 3、4 与化合物 9 共生源的关系，推测化合物 3 和 4 结构中 C-3 位的绝对构型与化合物 9 一致，为 R 构型。

其次，采用量子化学 TDDFT 计算 ECD 的方法对化合物 3 和 4 的绝对构型进行确定，结果见图 2-63。具体计算过程为，通过分子力场（MMFF94S）对化合物 3 和 4 的优势构象进行搜索。在 0～18kcal/mol 的能量范围内搜索出化合物 3 和化合物 4 的低能构象分别为 33 个和 98 个。然后在 0～10kcal/mol 的能量范围内，采用 Gaussian09 软件在 B3LYP/6-311＋G(d) 水平对化合物 3 和 4 进行构象优化，分别得到 32 个和 28 个低能构象。之后对所有优化出的优势构象在 B3LYP/6-311＋＋G(2d，p) 水平下进行电子圆二色谱（ECD）计算。结果表明，化合物 3 和 4 的计算 ECD 结果与实测 CD 图谱相似，因此，进一步确定了化合物 3 的绝对构型为 3R，7R，化合物 4 的绝对构型为 3R，7S。

（2）改良的 Mosher 法确定化合物 3、5、13 和 30 的绝对构型

称取待测单体化合物约 2mg，在减压干燥箱中干燥除水。将样品分成等量的两份分别加入干燥的核磁管中，向每根核磁管中加入 0.5mL 的氘代吡啶，之后在氮气保护的条件下向每根核磁管中加入 8～10μL 的 (R)-/(S)-MTPA-Cl 试剂，密封后于室温下静置约 12h 即可得到其相应的 (S)-/(R)-MTPA 酯。

反应完成后分别对反应得到的 (S)-/(R)-MTPA 酯进行 ^{1}H-NMR 测试，分析其氢

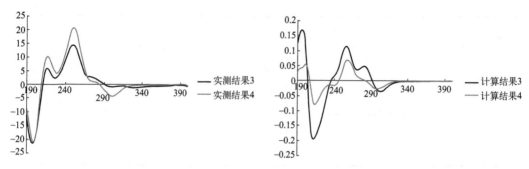

图 2-63　化合物 **3** 和 **4** 的实测 CD 谱与计算电子圆二色谱（ECD）叠加图

谱中手性碳原子附近氢信号的化学位移差值（$\Delta\delta = \delta_S - \delta_R$），将分析得到的 $\Delta\delta < 0$ 的基团置于模型的左侧，$\Delta\delta > 0$ 的基团置于模型的右侧，如图 2-64 所示。据此最终判断出化合物 **3**、**5**、**13** 和 **30** 结构中手性碳的绝对构型分别为 $2'R$、$9S$、$3'R$ 和 $6'S$（图 2-65）。

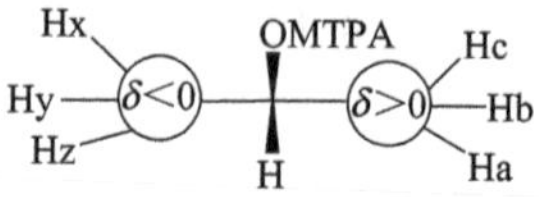

图 2-64　Mosher 模型图

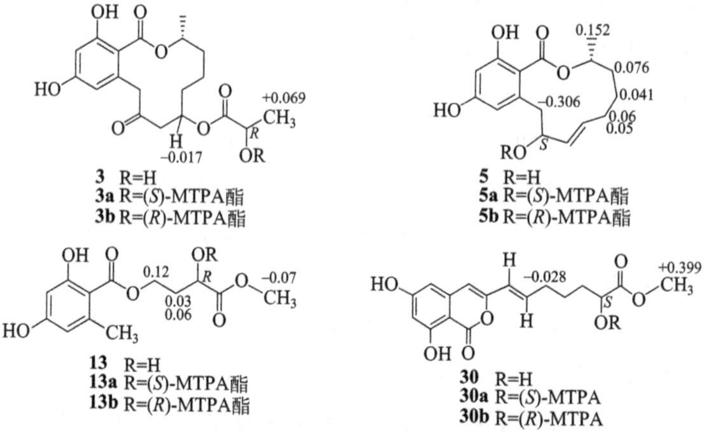

图 2-65　化合物 **3**、**5**、**13** 和 **30** 的 MTPA 酯的 $\Delta\delta$ 差值图 $(\delta_S - \delta_R)$

（3）化合物 **2** 绝对构型的确定

通过对化合物 **2** 和化合物 **11** 进行乙酰基衍生化的方法进行绝对构型的确定，详细如下。

称取化合物 **2** 约 5.0mg，用 1.0mL 的无水吡啶溶解后再加入 1.5mL 的醋酸酐（Ac_2O），将此混合溶液在 50～60℃ 的水浴条件下搅拌回流约 48h。在反应过程中通过薄层色谱（TLC）追踪反应进度，反应完成后，向混合溶液中加入一定量的乙醇

（EtOH）溶液，使反应中过量的 Ac_2O 生成乙酸，减压浓缩得到反应产物。反应产物经 HPLC(35％乙腈) 纯化得到化合物 **2** 的二乙酰化产物 **2a**。按上述同样的方法将化合物 **11** 进行乙酰化反应，得到化合物 **11** 的三乙酰化产物 **11a**。

将化合物 **2** 和 **11** 的乙酰化产物（**2a** 和 **11a**）分别进行高效液相色谱（HPLC）分析及氢核磁共振谱（^{1}H-NMR），结果见图 2-66。测试结果表明，**2a** 和 **11a** 在 HPLC 中显示相同的保留时间，且具有相同相似的 ^{1}H-NMR 谱图及数据，由以上结果可知 **2a** 和 **11a** 为同一结构，因此化合物 **2** 结构中 C-7 位手性碳的绝对构型应与已知化合物 **11** 的构型一致，均为 R 构型。

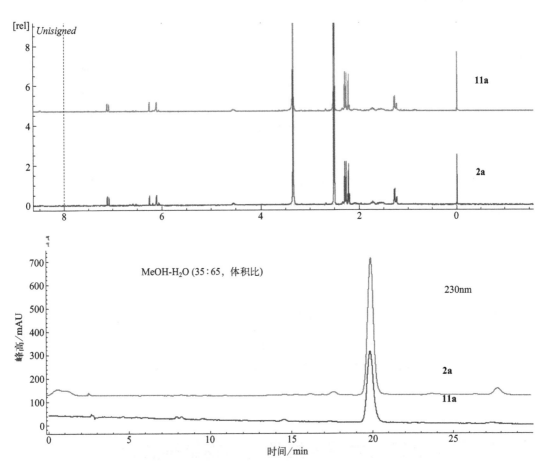

图 2-66　化合物 **2a** 和 **11a** 的 HPLC 及 ^{1}H-NMR 对比叠加图

（4）化合物 **3** 绝对构型的确定

称取化合物 **3** 约 5.0mg 加入 5mL 浓度为 4％的 NaOH 水溶液中，将此混合溶液在 30～40℃的水浴条件下搅拌回流约 3h。反应过程中通过 TLC 色谱追踪反应进度，反应完成后向其中加入一定量 4mol/L 的 HCl 溶液中和反应中过量的 NaOH，待混合溶液的 pH 值处于中性时，用等体积的水饱和乙酸乙酯萃取 3 次，合并萃取液，减压浓缩后得到反应产物。反应产物经 HPLC（25％乙腈）纯化后得到化合物 **3** 的碱水解产物 **3c**。

　　将化合物 **3** 的水解产物 **3c** 与化合物 **11** 分别在两种不同的流动相（25％乙腈-水/甲醇-水）下进行 HPLC 分析，结果见图 2-67。结果显示，**3c** 与化合物 **11** 在这两种流动相下的 HPLC 保留时间均相同，故推测化合物 **3** 结构中 7 位手性碳的绝对构型与化合物 **11** 相同，均为 *R* 构型，结构如表 2-1 所示。

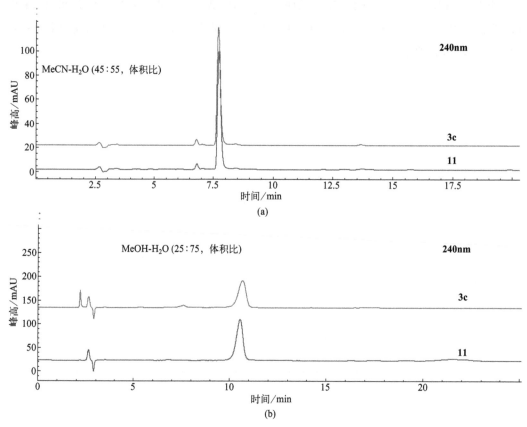

图 2-67　两种洗脱系统下化合物 **3c** 与化合物 **11** 的液相对比图

2.3　已知十二元大环内酯类化合物结构解析

　　从菌株 SYP-F-7919 液体和固体发酵产物中共分离得到 15 个（化合物 **1～12，24～26**）十二元大环内酯类成分，其中 7 个（化合物 **7～12，26**）为已知结构，结构解析过程详见下文。

化合物 **7**（*cis*-resorcylide）

无色针状结晶（MeOH），ESI-MS（正离子）给出 m/z 291.2[M＋H]$^+$，313.1[M＋Na]$^+$，ESI-MS（负离子）给出 m/z 288.9 [M－H]$^-$，确定其分子量为 290。结合其 ^{1}H-NMR 和 ^{13}C-NMR 数据，推测分子式为 $C_{16}H_{18}O_5$，计算其不饱和度为 8。

^{1}H-NMR（600MHz，DMSO-d_6）谱中，芳香区显示出一对间位偶合的氢信号 δ_H6.17（1H，d，$J=2.4$Hz）和 6.23（1H，d，$J=2.4$Hz），δ_H6.48（1H，d，$J=12.0$Hz）和 δ_H5.75（1H，m）为一对顺式取代的烯氢信号，δ_H4.39（1H，d，$J=18.2$Hz）和 3.74（1H，d，$J=18.2$Hz）为十二元大环内酯结构中的 C-10 位的偕偶氢信号，高场区 δ_H1.22（3H，d，$J=6.2$Hz）为一组甲基氢信号。

将化合物 **7** 与文献报道的已知化合物 *cis*-resorcylide 的核磁数据进行比对，发现基本一致，故将化合物 **7** 鉴定为 *cis*-resorcylide，并对其全部碳氢数据进行了归属（表 2-7）。

化合物 **8**（dihydroresorcylide）

白色无定形粉末，ESI-MS（正离子）给出 m/z 293.2[M＋H]$^+$，315.2[M＋Na]$^+$，ESI-MS（负离子）给出 m/z 290.9[M－H]$^-$，确定其分子量为 292。结合其 ^{1}H-NMR 和 ^{13}C-NMR 数据，推测分子式为 $C_{16}H_{20}O_5$，计算其不饱和度为 7。

^{1}H-NMR（600MHz，CD$_3$OD）谱中，芳香区显示出一对间位偶合的氢信号 δ_H6.24（1H，d，$J=2.3$Hz）和 6.09（1H，d，$J=2.3$Hz），δ_H4.68（1H，d，$J=18.7$Hz）和 3.78（1H，d，$J=18.7$Hz）为十二元大环内酯类结构中 C-10 位的偕偶氢信号，高场区 δ_H1.28（3H，d，$J=6.2$Hz）为一组甲基氢信号。

将化合物 **8** 与文献报道的已知化合物 dihydroresorcylide 的核磁数据比对，发现基本一致，故将化合物 **8** 鉴定为 dihydroresorcylide，并对其全部碳氢数据进行了归属（表 2-7）。

表 2-7 化合物 7 和 8 的 ^{1}H-NMR(600MHz) 和 ^{13}C-NMR(150MHz) 数据列表

序号	化合物 7[①]		化合物 8[②]	
	δ_H, J (Hz)	δ_C	δ_H, J (Hz)	δ_C
1		170.5		172.6
3	4.93(1H,m)	74.7	5.10(1H,m)	74.7
4	1.74(1H,m),1.60(1H,m)	30.2	1.62(2H,m)	32.9
5	1.59(1H,m),1.58(1H,m)	24.2	1.46(2H,m)	22.3
6	2.36(1H,m),2.14(1H,m)	25.7	1.48(2H,m)	28.3
7	5.75(1H,m)	137.4	2.00(1H,m),1.79(1H,m)	22.3
8	6.48(1H,d,J=12.0Hz)	131.7	2.67(1H,m),2.33(1H,m)	42.7
9		201.1		211.8
10	4.39(1H,d,J=18.2Hz)	49.5	4.68(1H,d,J=18.7Hz)	51.8
	3.74(1H,d,J=18.2Hz)		3.78(1H,d,J=18.7Hz)	
11		138.6		140.4
12	6.17(1H,d,J=2.4Hz)	112.4	6.09(1H,d,J=2.3Hz)	113.9
13		162.0		163.9
14	6.23(1H,d,J=2.4Hz)	101.1	6.24(1H,d,J=2.3Hz)	103.0
15		164.1		166.7
16		104.6		106.8
17	1.22(3H,d,J=6.2Hz)	20.3	1.28(3H,d,J=6.2Hz)	19.6

① DMSO-d_6 为溶剂。

② CD$_3$OD 为溶剂。

化合物 9 [(7S)-methoxyresorcylide]

无色片状晶体（MeOH），ESI-MS(正离子) 给出 m/z 323.2[M＋H]$^+$，345.2[M＋Na]$^+$，ESI-MS(负离子) 给出 m/z 320.9[M－H]$^-$，确定其分子量为 322。结合其 ^{1}H-NMR 和 ^{13}C-NMR 数据，推测分子式为 C$_{17}$H$_{22}$O$_6$，计算其不饱和度为 7。

^{1}H-NMR(600MHz，CD$_3$OD) 谱中，芳香区显示出一对间位偶合的氢信号 δ_H6.24 (1H，d，J=2.5Hz) 和 6.11 (1H，d，J=2.5Hz)，高场区中 δ_H4.60(1H，d，J=18.8Hz) 和 3.81(1H，d，J=18.8Hz) 为十二元大环内酯类结构中 C-10 位的偕偶氢信号，δ_H1.27(3H，d，J=6.4Hz) 为一组甲基氢信号。

将化合物 9 与文献报道的已知化合物(7S)-methoxyresorcylide 的核磁数据进行比对，发现基本一致，故将化合物 9 鉴定为(7S)-methoxyresorcylide，并对其全部碳氢信号进行了归属（表2-8）。

化合物 **10**〔(7*R*)-methoxyresorcylide〕

白色无定形粉末，ESI-MS（正离子）给出 *m/z* 323.2〔M＋H〕⁺，345.2〔M＋Na〕⁺，ESI-MS（负离子）给出 *m/z* 320.9〔M－H〕⁻，确定其分子量为 322。结合其 ¹H-NMR 和 ¹³C-NMR 数据，推测分子式为 C₁₇H₂₂O₆，计算其不饱和度为 7。

化合物 **10** 与化合物 **9** 具有相同的分子式和相似的碳氢数据，仔细分析碳谱数据发现这两个化合物结构中 C-7 位的构型可能不同，推测两者互为 7 位差向异构体。将化合物 **10** 与文献报道的已知化合物 (7*R*)-methoxyresorcylide 的核磁数据进行比对，发现基本一致，故将化合物 **10** 鉴定为 (7*R*)-methoxyresorcylide，并对其全部碳氢信号进行了归属（表2-8）。

表2-8　化合物 9 和 10 的 ¹H-NMR(600MHz) 和 ¹³C-NMR(150MHz) 数据列表（氘代甲醇）

序号	化合物 9		化合物 10	
	δ_H, *J*(Hz)	δ_C	δ_H, *J*(Hz)	δ_C
1		172.4		172.6
3	5.17(1H,m)	74.0	4.92(1H,m)	76.3
4	1.61(2H,m)	33.6	1.80(1H,m),1.72(1H,m)	34.0
5	1.56(2H,m)	19.2	1.68(1H,m),1.38(1H,m)	21.9
6	1.47(1H,m),1.85(1H,m)	34.2	1.66(1H,m),1.48(1H,m)	34.5
7	3.88(1H,m)	78.3	3.94(1H,m)	77.3
8	2.87(1H,dd,*J*=15.7Hz,9.7Hz)	47.6	3.08(1H,dd,*J*=13.1Hz,13.1Hz)	49.8
	2.69(1H,d,*J*=15.7Hz,1.3Hz)		2.39(1H,dd,*J*=13.1Hz,10.4Hz)	
9		208.2		208.9
10	4.60(1H,d,*J*=18.8Hz)	53.3	4.65(1H,d,*J*=18.7Hz)	51.2
	3.81(1H,d,*J*=18.8Hz)		3.78(1H,d,*J*=18.7Hz)	
11		140.1		139.7
12	6.11(1H,d,*J*=2.5Hz)	113.9	6.12(1H,d,*J*=2.3Hz)	114.1
13		164.1		163.8
14	6.24(1H,d,*J*=2.5Hz)	103.2	6.25(1H,d,*J*=2.3Hz)	103.1
15		167.0		166.1
16		106.5		107.2
17	1.27(3H,d,*J*=6.4Hz)	18.7	1.30(3H,d,*J*=6.2Hz)	21.3

化合物 **11** 〔(7*R*)-hydroxydihydroresorcylide〕

黄色油状物，ESI-MS（正离子）给出 m/z 309.2$[M+H]^+$，331.1$[M+Na]^+$，ESI-MS（负离子）给出 m/z 307.0$[M-H]^-$，确定其分子量为 308。结合其 ^{1}H-NMR 和 ^{13}C-NMR 数据，推测分子式为 $C_{16}H_{20}O_6$，计算其不饱和度为 7。

^{1}H-NMR（600MHz，CD_3OD）谱中，芳香区显示出一对间位偶合的氢信号 δ_H6.24(1H，d，$J=2.4$Hz) 和 6.12（1H，d，$J=2.4$Hz），高场区中 δ_H4.75(1H，d，$J=18.6$Hz) 和 3.72(1H，d，$J=18.6$Hz) 为一对十二元大环内酯类结构中 C-10 位的偕偶氢信号，δ_H1.30(3H，d，$J=6.1$Hz) 为一组甲基氢信号。

将化合物 **11** 与文献报道的已知化合物(7*R*)-hydroxydihydroresorcylide 的核磁数据进行比对，发现基本一致，故将化合物 **11** 鉴定为(7*R*)-hydroxydihydroresorcylide，并对其全部碳氢数据进行了归属（表 2-9）。

化合物 **12** 〔(4*S*)-hydroxy-dihydroresorcylide〕

无色针状晶体，ESI-MS（正离子）给出 m/z 309.1$[M+H]^+$，331.1$[M+Na]^+$，HR-ESI-MS 给出准分子离子峰 m/z 331.1156$[M+Na]^+$（计算值为 331.1158，$C_{16}H_{20}O_6Na$），确定分子式为 $C_{16}H_{20}O_6$，计算其不饱和度为 7。

^{1}H-NMR(600MHz，CD_3OD)谱中，芳香区显示出一对间位偶合的氢信号 δ_H6.24(1H，d，$J=2.5$Hz) 和 6.10(1H，d，$J=2.5$Hz)，高场区中 δ_H4.62(1H，d，$J=18.4$Hz) 和 δ_H3.73(1H，d，$J=18.4$Hz) 为十二元大环内酯类结构中 C-10 位的偕偶氢信号，δ_H1.36（3H，d，$J=6.1$Hz）为一组甲基氢信号。^{13}C-NMR（150MHz，CD_3OD）结合 DEPT135 谱共显示出 16 个碳信号，其中 δ_C172.0 为 1 个酯羰基碳信号，δ_C166.6、164.1、140.5、114.1、106.7 和 103.0 为 6 个 sp^2 杂化的芳香碳信号，δ_C77.2 和 74.4 为 2 个 sp^3 杂化的连氧次甲基碳信号，δ_C17.8 为一个甲基碳信号。

化合物 **12** 与化合物 **11** 具有相同的分子式，比较这两个化合物的碳氢数据，发现最显著的差异在 C-4 和 C-7 位，故推测化合物 **12** 结构中羟基的取代位置在 C-4 位。将化合物 **12** 与文献报道的已知化合物(4*S*)-hydroxy-dihydroresorcylide 的核磁数据进行比对，发现基本一致，故将化合物 **12** 鉴定为(4S)-hydroxy-dihydroresorcylide，并对其全部碳氢数据进行了归属（表 2-9）。

表 2-9 化合物 **11** 和 **12** 的 ^{1}H-NMR(600MHz) 和 ^{13}C-NMR(150MHz) 数据列表（氘代甲醇）

序号	化合物 **11**		化合物 **12**	
	δ_H，J(Hz)	δ_C	δ_H，J(Hz)	δ_C
1		172.7		172.0
3	4.94(1H,m)	76.3	4.65(1H,m)	77.2
4	1.84(1H,m),1.70(1H,m)	33.9	3.57(1H,m)	74.4
5	1.58(1H,m),1.54(1H,m)	22.2	1.56(1H,m),1.42(1H,m)	32.8
6	1.61(1H,m),1.40(1H,m)	36.9	1.61(1H,m),1.60(1H,m)	26.5
7	4.36(1H,m)	67.3	2.00(1H,m),1.84(1H,m)	23.3
8	2.97(1H,dd,J=13.1Hz,3.1Hz)	53.8	2.75(1H,m),2.36(1H,m)	43.4
	2.48(1H,dd,J=13.1Hz,10.4Hz)			
9		209.0		212.4
10	4.75(1H,d,J=18.6Hz)	51.0	4.62(1H,d,J=18.4Hz)	51.5
	3.72(1H,d,J=18.6Hz)		3.73(1H,d,J=18.4Hz)	
11		139.8		140.5
12	6.12(1H,d,J=2.4Hz)	114.1	6.10(1H,d,J=2.5Hz)	114.1
13		163.9		164.1
14	6.24(1H,d,J=2.4Hz)	103.0	6.24(1H,d,J=2.5Hz)	103.0
15		166.3		166.6
16		106.9		106.7
17	1.30(3H,d,J=6.1Hz)	21.4	1.36(3H,d,J=6.1Hz)	17.8

化合物 26 [(S)-7-hydroxydihydroresorcylide]

白色无定形粉末。三氯化铁反应呈阳性，提示其结构中含有酚羟基。ESI-MS(正离子) 给出 m/z 309.3[M＋H]$^+$，313.1[M＋Na]$^+$，确定其分子量为308。结合其 ^{1}H-NMR 和 ^{13}C-NMR 数据，推测分子式为 $C_{16}H_{20}O_6$，计算其不饱和度为7。

^{1}H-NMR(600MHz，CD_3OD) 谱中，低场区显示出一对间位偶合的氢信号 $\delta_H6.24$ (1H，d，J=2.4Hz) 和 6.11(1H，d，J=2.4Hz)，提示其结构中含有一个 1,2,3,5-四取代苯环；高场区中 $\delta_H4.55$(1H，d，J=18.6Hz) 和 3.84(1H，d，J=18.6Hz) 为十二元大环内酯类结构中 C-10 位的偕偶氢信号，高场区中 $\delta_H1.28$(3H，d，J=

6.4Hz）为一组甲基氢信号。

　　将化合物 **26** 与文献报道的已知化合物(*S*)-7-hydroxydihydroresorcylide 的核磁数据进行对比，发现基本一致，故将化合物 **26** 鉴定为(*S*)-7-hydroxydihydroresorcylide，并对其全部碳氢信号进行了归属（表 2-10）。

表 2-10　化合物 26 的 ^{1}H-NMR(600MHz) 和 ^{13}C-NMR(150MHz) 数据列表 （氘代甲醇）

序号	δ_H，J(Hz)	δ_C
1		172.4
3	5.17(1H,m)	74.1
4	1.81(1H,m),1.59(1H,m)	33.7
5	1.70(1H,m),1.53(1H,m)	19.5
6	1.64(1H,m),1.65(1H,m)	37.1
7	4.35(1H,m)	68.1
8	2.97(1H,dd,J=15.4Hz,10.0Hz)	53.1
	2.59(1H,d,J=15.4Hz,1.3Hz)	
9		208.0
10	4.55(1H,d,J=18.6Hz)	51.5
	3.84(1H,d,J=18.6Hz)	
11		140.0
12	6.11(1H,d,J=2.4Hz)	113.9
13		164.1
14	6.24(1H,d,J=2.4Hz)	103.1
15		166.9
16		106.6
17	1.28(3H,d,J=6.4Hz)	18.7

2.4　其他非十二元大环内酯类化合物的结构解析

化合物 **13**（penicimenolide F）

　　黄色油状物，$[\alpha]_D^{20}-4.6°(c=0.25\text{g}/100\text{mL}，\text{MeOH})$。三氯化铁反应呈阳性，提示结构中含有酚羟基。HR-ESI-MS（正离子）给出准分子离子峰 m/z 285.0971[M+

H]$^+$（计算值 285.0974，$C_{13}H_{17}O_7$）（图 2-68），确定其分子量为 284，分子式为 $C_{13}H_{16}O_7$，计算其不饱和度为 6。IR 谱（图 2-69）中（KBr）ν_{max} 3429cm^{-1} 为羟基的特征吸收峰，1735cm^{-1} 和 1648cm^{-1} 为羰基特征吸收峰。

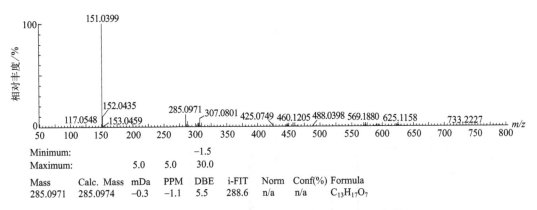

图 2-68　化合物 **13** 的高分辨质谱（HR-ESI-MS）图

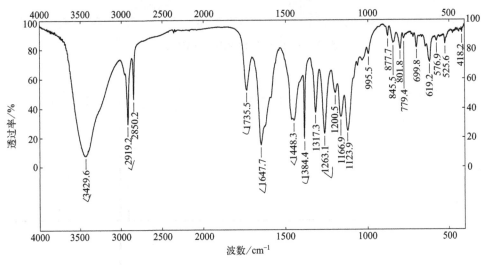

图 2-69　化合物 **13** 的红外光谱（IR）图

^{1}H-NMR(600MHz，CD_3OD) 谱（图 2-70）中，低场区显示出 2 个芳香氢信号 δ_H 6.15(1H，d，$J=2.4$Hz) 和 δ_H 6.19(1H，d，$J=2.4$Hz)，提示结构中含有一个 1,2,3,5-四取代苯环；高场区中 δ_H 3.68(3H，s) 和 δ_H 2.45(3H，s) 为两组甲基氢信号。^{13}C-NMR(150MHz，CD_3OD) 结合 DEPT135 谱（图 2-71）共显示出 13 个碳信号，其中 δ_C 176.1、173.0 为 2 个酯羰基碳信号，δ_C 166.4、164.1、144.6、112.7、105.9 和 101.9 为 6 个 sp^2 杂化的芳香碳信号，δ_C 68.9 为 1 个 sp^3 杂化的连氧次甲基碳信号，δ_C 52.7 为 1 个甲氧基碳信号，δ_C 24.6 为 1 个甲基碳信号。

在 HMBC 谱中，可见 δ_H 6.15(H-4) 与 δ_C 173.0(C-1)、166.4(C-3)、164.1(C-5)、

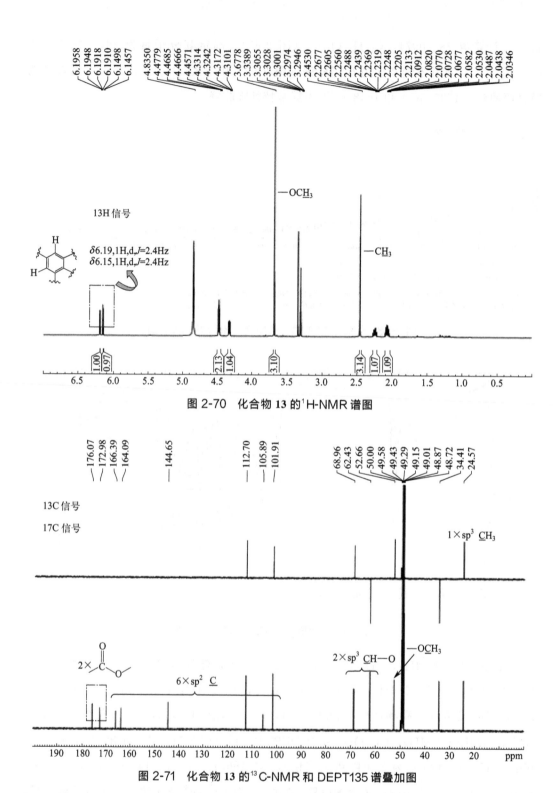

图 2-70 化合物 **13** 的 ¹H-NMR 谱图

图 2-71 化合物 **13** 的 ¹³C-NMR 和 DEPT135 谱叠加图

112.7(C-6)、105.9（C-2），δ_H 6.19（H-6）与 δ_C 173.0(C-1)、105.9（C-2）、101.9（C-4）、164.1(C-5)、24.6(C-8)，δ_H 2.45（H₃-8）与 δ_C 173.0（C-1）、105.9（C-2）、166.4

（C-3）、112.7（C-6）、144.6（C-7）存在远程相关，结合分子式和 HSQC 谱，可推出 1 个 3,5-二羟基-7-甲基苯甲酰氧基片段（片段 a）（图 2-72）。^{1}H-^{1}H COSY 谱中显示 δ_H 2.24（H-2'）与 δ_H4.47（H-1'）和 4.32（H-3'）相关，结合 HMBC 谱中 δ_H3.68（H_3-5'）与 δ_C176.1（C-4'）及 δ_H4.32（H-3'）与 δ_C176.1（C-4'）、62.4（C-1'）、34.4（C-2'）的远程相关，表明存在 1 个 3'-羟基-4'-羰基-4'-甲氧基丁基片段（片段 b）（图 2-73）。根据 HMBC 谱中 δ_H4.47（H-1'）与 δ_C173.0（C-1）的远程相关，将片段 a 和 b 连接，得到化合物 **13** 的平面结构（图 2-74）。

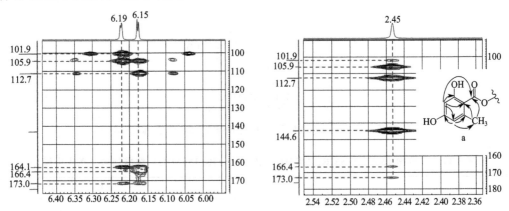

图 2-72　化合物 **13** 的 HMBC 谱及关键相关信号

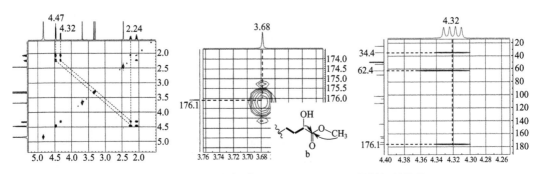

图 2-73　化合物 **13** 的 ^{1}H-^{1}H COSY 和 HMBC 关键相关信号

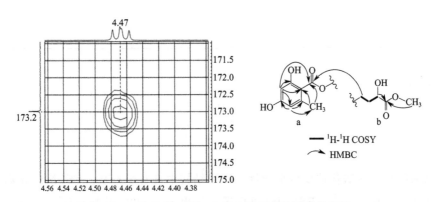

图 2-74　化合物 **13** 的 HMBC 谱和关键连接片段图

该化合物结构中 C-3′位的绝对构型是通过改良的 Mosher 法确定的。将化合物 **13** 分别与(R)-MTPA-Cl 及(S)-MTPA-Cl 反应得到其相应的(S)-MTPA 酯（**13a**）和 (R)-MTPA 酯（**13b**），通过对比结构中 H-1′、H-2′及 H_3-5′的化学位移差值（$\Delta\delta=\delta_S-\delta_R$）（图 2-75），从而确定了 C-3′的绝对构型为 R。

综上所述，确定化合物 **13** 的结构为 (3′R)-3′-hydroxy-4′-oxo-4′-methoxy-orsellinate，经 Scifinder Scholar 网络检索，未见文献报道，为一个新的开环的二羟基苯甲酸内酯类化合物，命名为 penicimenolide F，并对其全部碳氢信号进行了归属（表 2-11）。

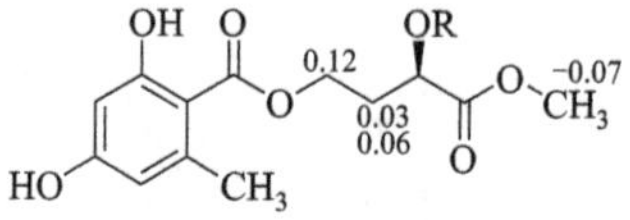

13 R=H
13a R=(S)-MTPA酯
13b R=(R)-MTPA酯

图 2-75　化合物 13 的 MTPA 酯化产物的 Δδ 差值（$\delta_S-\delta_R$）

表 2-11　化合物 13 的 ^{1}H-NMR(600MHz) 和 ^{13}C-NMR(150MHz) 数据列表（氘代甲醇）

序号	δ_H, J (Hz)	δ_C
1		173.0
2		105.9
3		166.4
4	6.15(1H,d,J=2.4Hz)	101.9
5		164.1
6	6.19(1H,d,J=2.4Hz)	112.7
7		144.6
8	2.45(3H,s)	24.6
1′	4.47(2H,m)	62.4
2′	2.24(1H,m),2.06(1H,m)	34.4
3′	4.32(1H,m)	68.9
4′		176.1
5′	3.68(3H,s)	52.7

化合物 **14**（orthosporin）

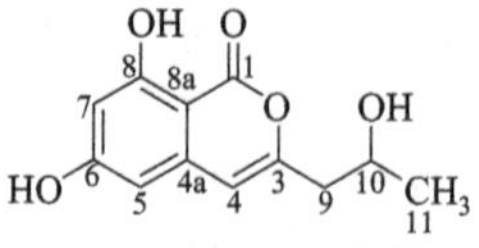

黄色油状物，三氯化铁反应呈阳性，提示结构中含有酚羟基。ESI-MS（正离子）给出 m/z 259.3[M+Na]$^+$，ESI-MS（负离子）给出 m/z 235.0[M－H]$^-$，确定其分子量为 236。结合其 ^{1}H-NMR 和 ^{13}C-NMR 数据，推测分子式为 $C_{12}H_{12}O_5$，计算其不饱和

度为 7。

将化合物 **14** 与文献报道的已知化合物 orthosporin 的核磁数据进行比对，发现基本一致，故将化合物 **14** 鉴定为 orthosporin，并对其全部碳氢信号进行了归属（表 2-12）。

化合物 **15** ［3-(1-ene-6-oxo-heptyl)-6,8-dihydroxy-1*H*-isochromen-1-one］

黄色油状物，三氯化铁反应呈阳性，提示结构中含有酚羟基。ESI-MS（正离子）给出 m/z 289.1［M＋H］$^+$，确定其分子量为 288。结合其 ^{1}H-NMR 和 ^{13}C-NMR 数据，推测分子式为 $C_{16}H_{16}O_5$，计算其不饱和度为 8。

将化合物 **15** 与文献报道的已知化合物 3-(1-ene-6-oxo-heptyl)-6,8-dihydroxy-1*H*-isochromen-1-one 的核磁数据进行比对，发现基本一致，故将化合物 **15** 鉴定为 3-(1-ene-6-oxo-heptyl)-6,8-dihydroxy-1*H*-isochromen-1-one，并对其全部碳氢信号进行了归属（表 2-12）。该化合物为首次报道从天然产物中分离得到，是一个新天然产物。

表 2-12 化合物 14 和 15 的 ^{1}H-NMR（600MHz）和 ^{13}C-NMR（150MHz）数据列表 （氘代甲醇）

序号	化合物 14		化合物 15	
	δ_H，J（Hz）	δ_C	δ_H，J（Hz）	δ_C
1		168.0		167.3
3		156.4		153.2
4	6.36(1H,s)	107.2	6.35(1H,s)	106.3
4a		141.4		141.4
5	6.30(1H,brs)	103.9	6.31(1H,d,J=2.1Hz)	104.9
6		167.5		168.3
7	6.30(1H,brs)	102.8	6.29(1H,d,J=2.1Hz)	103.3
8		165.0		165.1
8a		100.0		99.7
9	2.59(2H,t,J=7.4Hz)	43.9	6.14(1H,dt,J=15.5Hz,1.4Hz)	123.9
10	4.15(1H,m)	66.3	6.48(1H,dt,J=15.5Hz,7.1Hz)	136.5
11	1.25(3H,d,J=6.2Hz)	23.5	2.24(2H,m)	33.1
12			1.73(2H,m)	24.1
13			2.54(2H,t,J=7.3Hz)	43.6
14				211.7
15			2.13(3H,s)	30.0

化合物 16（2′,3′-dihydrosorbicillin）

黄色无定形粉末，ESI-MS（正离子）给出 m/z 235.1[M＋H]$^+$，258.2[M＋Na]$^+$，确定其分子量为 234。结合其 ^{1}H-NMR 和 ^{13}C-NMR 数据，推测分子式为 $C_{14}H_{18}O_3$，计算其不饱和度为 6。

将化合物 16 与文献报道的已知化合物 2′,3′-dihydrosorbicillin 的核磁数据进行比对，发现基本一致，故将化合物 16 鉴定为 2′,3′-dihydrosorbicillin，并对其全部碳氢数据进行了归属（表 2-13）。

化合物 17（sorbicillin）

黄色油状物，ESI-MS（正离子）给出 m/z 233.1[M＋H]$^+$，256.1[M＋Na]$^+$，确定其分子量为 232。结合其 ^{1}H-NMR 和 ^{13}C-NMR 数据，推测分子式为 $C_{14}H_{16}O_3$，计算其不饱和度为 7。

对比化合物 17 与化合物 16 的碳氢数据，发现比较相似，不同之处在于化合物 17 中多了一组反式取代的双键信号。将化合物 17 与文献报道的已知化合物 sorbicillin 的核磁数据进行比对，发现基本一致，故将化合物 17 鉴定为 sorbicillin，并对其全部碳氢数据进行了归属（表 2-13）。

表 2-13 化合物 16 和 17 的 ^{1}H-NMR(600MHz) 和 ^{13}C-NMR(150MHz) 数据列表（氘代氯仿）

序号	化合物 16		化合物 17	
	δ_H, J(Hz)	δ_C	δ_H, J(Hz)	δ_C
1		110.5		110.5
2		161.6		162.6
3		113.2		113.6
4		158.8		158.8
5		114.7		114.4
6	7.37(1H,s)	129.8	7.42(1H,s)	128.8
3-CH$_3$	2.11(3H,s)	7.7	2.12(3H,s)	7.5
5-CH$_3$	2.18(3H,s)	15.8	2.19(3H,s)	15.6
1′		204.6		192.5
2′	2.94(2H,t,J=7.3Hz)	38.1	6.91(1H,d,J=15.3Hz)	121.9

序号	化合物 **16**			化合物 **17**	
	δ_H, J(Hz)	δ_C		δ_H, J(Hz)	δ_C
3'	2.38(2H,m)	27.8		7.43(1H,m)	144.5
4'	5.47(1H,m)	129.3		6.33(1H,ddd,J=15.0Hz,10.7Hz,0.9Hz)	130.6
5'	5.47(1H,m)	126.3		6.25(1H,dq,J=15.0Hz,6.7Hz)	141.1
6'	1.63(3H,d,J=6.5Hz)	18.1		1.88(3H,d,J=6.6Hz)	18.9

化合物 **18**（trichodimerol）

淡黄色无定形粉末，ESI-MS（正离子）给出 m/z 497.2[M＋H]$^+$，519.2[M＋Na]$^+$，确定其分子量为 496。结合其 ^{1}H-NMR 和 ^{13}C-NMR 数据，推测分子式为 $C_{28}H_{32}O_8$，计算其不饱和度为 13。

^{1}H-NMR（600MHz，CDCl$_3$）谱中，δ_H7.27（2H，dd，J=14.5Hz，11.0Hz）、δ_H6.30（2H，d，J=14.5Hz）、δ_H6.20（2H，m）及 δ_H6.00（2H，m）为 8 个烯氢质子信号，高场区中 δ_H1.88（6H，d，J=6.5Hz）、δ_H1.37（6H，s）及 δ_H1.34（6H，s）为 6 组甲基氢信号。

将化合物 **18** 与文献报道的已知化合物 trichodimerol 的核磁数据进行比对，发现基本一致，故将化合物 **18** 鉴定为 trichodimerol，并对其全部碳氢信号进行了归属（表 2-14）。

表 2-14　化合物 **18** 的 ^{1}H-NMR（600MHz）和 ^{13}C-NMR（150MHz）数据列表（氘代氯仿）

序号	δ_H, J(Hz)	δ_C
1',1"		176.1
2',2"	6.30(2H,d,J=14.5Hz)	119.0
3',3"	7.27(2H,dd,J=14.5Hz,11.0Hz)	143.8
4',4"	6.20(2H,m)	131.1
5',5"	6.00(2H,m)	140.6
6',6"	1.88(6H,d,J=6.5Hz)	18.9
1,7	3.07(2H,s)	57.7
2,8		104.3
3,9		198.1
4,10		59.0
5,11		103.0
6,12		79.0
4,10-CH$_3$	1.37(6H,s)	19.1
6,12-CH$_3$	1.34(6H,s)	21.5

化合物 19 ［4-(2-formyl-5-methoxymethylpyrrol-1-yl)butyric acid methyl ester］

黄色油状物，ESI-MS(正离子) 给出 m/z 240.1[M＋H]$^+$，确定其分子量为 239。结合其 ^{1}H-NMR 和 ^{13}C-NMR 数据，推测分子式为 $C_{12}H_{17}NO_4$，计算其不饱和度为 6。

^{1}H-NMR(600MHz，CD$_3$OD) 谱中，低场区 δ_H9.43(1H，s) 为一个醛基氢信号，δ_H3.64(3H，s) 和 δ_H3.33(3H，s) 为两组甲氧基氢信号。

将化合物 19 与文献报道的已知化合物 4-(2-formyl-5-methoxymethylpyrrol-1-yl) butyric acid methyl ester 的核磁数据进行比对，发现基本一致，故将化合物 19 鉴定为 4-(2-formyl-5-methoxymethylpyrrol-1-yl) butyric acid methyl ester，并对全部碳氢信号进行了归属（表 2-15）。

表 2-15　化合物 19 的 ^{1}H-NMR(600MHz) 和 ^{13}C-NMR(150MHz) 数据列表（氘代甲醇）

序号	δ_H,J(Hz)	δ_C
1		175.7
2	2.35(2H,t,J=7.5Hz)	31.9
3	1.78(2H,m)	27.5
4	4.32(2H,m)	46.5
5	3.64(3H,s)	52.2
2′		134.0
3′	6.96(1H,d,J=4.0Hz)	126.0
4′	6.26(1H,d,J=4.0Hz)	113.0
5′		141.1
6′	9.43(1H,s)	181.2
7′	4.48(2H,s)	66.6
8′	3.33(3H,s)	58.3

化合物 20 ［N-(2-氨基苯基) 尿素］

黄色油状物，ESI-MS(正离子) 给出 m/z 152.1[M＋H]$^+$，174.1[M＋Na]$^+$，确定其分子量为 151。结合其 ^{1}H-NMR 和 ^{13}C-NMR 数据，推测分子式为 $C_7H_9N_3O$，计算其不饱和度为 5。

^{1}H-NMR(600MHz，CD$_3$OD) 谱中，低场区 δ_H7.44(1H，dd，J=8.6，1.2Hz)、

$\delta_H 7.26(1H，m)$ 及 $\delta_H 7.13(2H，m)$ 为 4 个芳香氢信号。

将化合物 **20** 与文献报道的已知化合物 N-(2-氨基苯基)尿素的核磁数据进行比对，发现基本一致，故将化合物 **20** 鉴定为 N-(2-氨基苯基)尿素，并对其全部碳氢信号进行了归属（表 2-16）。

化合物 **21**（对羟基苯乙酸甲酯）

黄色油状物，三氯化铁反应呈阳性，提示其结构中含有酚羟基。ESI-MS（正离子）给出 m/z 167.1$[M+H]^+$，确定其分子量为 166。结合其 ^{1}H-NMR 和 ^{13}C-NMR 数据，确定分子式为 $C_9H_{10}O_3$，计算其不饱和度为 5。

^{1}H-NMR（600MHz，CD_3OD）谱中，$\delta_H 7.06$（2H，d，$J=8.4Hz$）和 $\delta_H 6.71$（2H，d，$J=8.4Hz$）为 1 个 1，4-二取代苯环上的芳香氢信号，高场区中 $\delta_H 3.64$（3H，s）显示出一组甲氧基氢信号。

将化合物 **21** 与文献报道的已知化合物对羟基苯乙酸甲酯的核磁数据进行比对，发现基本一致，故将化合物 **21** 鉴定为对羟基苯乙酸甲酯，并对其全部碳氢信号进行了归属（表 2-16）。

表 2-16 化合物 20 和 21 的 ^{1}H-NMR（600MHz）和 ^{13}C-NMR（150MHz）数据列表（氘代甲醇）

序号	化合物 **20**		化合物 **21**	
	$\delta_H，J(Hz)$	δ_C	$\delta_H，J(Hz)$	δ_C
1		125.4		126.5
2	7.44(1H,dd,$J=8.6Hz,1.2Hz$)	124.2	7.06(1H,d,$J=8.4Hz$)	131.5
3	7.13(1H,m)	123.7	6.71(1H,d,$J=8.4Hz$)	116.4
4	7.26(1H,m)	127.7		157.7
5	7.13(1H,m)	112.8	6.71(1H,d,$J=8.4Hz$)	116.4
6		139.3	7.06(1H,d,$J=8.4Hz$)	131.5
7			3.50(2H,s)	41.0
8				174.7
9			3.64(3H,s)	52.5
1'		157.5		

化合物 **22**（原儿茶酸）

黄色油状物，ESI-MS（正离子）给出 m/z 154.1$[M+H]^+$，确定其分子量为 154。结合其 ^{1}H-NMR 和 ^{13}C-NMR 数据，推测分子式为 $C_7H_6O_4$，计算其不饱和度为 5。

将化合物 **22** 与文献报道的已知化合物原儿茶酸的核磁数据进行比对，发现基本一致，故将化合物 **22** 鉴定为原儿茶酸，并对其全部碳氢信号进行了归属（表 2-17）。

化合物 **23**（*trans*-4-甲基-4-羟基丁烯酸）

白色无定形粉末，ESI-MS（正离子）给出 m/z 117.1 $[M+H]^+$，确定其分子量为 116。结合其 ^{1}H-NMR 和 ^{13}C-NMR 数据，推测分子式为 $C_5H_8O_3$，计算其不饱和度为 2。

将化合物 **23** 与文献报道的已知化合物 *trans*-4-甲基-4-羟基丁烯酸的核磁数据进行比对，发现基本一致，故将化合物 **23** 鉴定为 *trans*-4-甲基-4-羟基丁烯酸，并对全部碳氢信号进行了归属（表 2-17）。

表 2-17 化合物 22 和 23 的 ^{1}H-NMR（600MHz）

和 ^{13}C-NMR（150MHz）数据列表（氘代甲醇）

序号	化合物 22		化合物 23	
	δ_H, J（Hz）	δ_C	δ_H, J（Hz）	δ_C
1		123.4		170.4
2	7.42(1H,brs)	115.8	5.95(1H,brd,$J=15.6$Hz)	120.7
3		146.2	6.90(1H,dd,$J=15.6,4.8$Hz)	153.4
4		151.5	4.39(1H,m)	67.7
5	6.79(1H,d,$J=7.6$Hz)	117.9	1.26(3H,d,$J=6.7$Hz)	22.9
6	7.41(1H,d,$J=7.6$Hz)	124.0		
—COOH		170.5		

化合物 **27**（*O*-desmethylgreensporone C）

白色无定形粉末。$[\alpha]_D^{20}$ $-118.0°$（c 0.10，MeOH）。ESI-MS（正离子）给出 m/z 319.1 $[M+H]^+$，341.1 $[M+Na]^+$，ESI-MS（负离子）给出 m/z 316.9 $[M-H]^-$，确定其分子量为 318。结合其 ^{1}H-NMR 和 ^{13}C-NMR 数据，推测分子式为 $C_{18}H_{22}O_5$，计算其不饱和度为 8。

将化合物 **27** 与文献报道的已知化合物 O-desmethylgreensporone C 的核磁数据进行比对，发现基本一致，故将化合物 **27** 鉴定为 O-desmethylgreensporone C，并对其全部碳氢信号进行了归属（表 2-18）。

表 2-18 化合物 27 的 ^{1}H-NMR（600MHz）和
^{13}C-NMR（150MHz）的数据列表（氘代甲醇）

序号	δ_H, J（Hz）	δ_C
1	1.26(3H,d,J=6.2Hz)	20.4
2	5.09(1H,m)	74.9
3	1.63(1H,m),1.48(1H,m)	35.7
4	1.54(1H,m),1.40(1H,m)	25.0
5	1.45(2H,m)	29.3
6	2.36(1H,m),2.27(1H,m)	34.2
7	1.68(1H,m),1.73(1H,m)	27.1
8	7.14(1H,m)	151.9
9	6.15(1H,d,J=16.0Hz)	130.8
10		200.1
11	4.37(1H,d,J=17.5Hz)	48.2
	3.99(1H,d,J=17.5Hz)	
12		140.7
13	6.18(1H,d,J=2.5Hz)	114.3
14		163.9
15	6.25(1H,d,J=2.5Hz)	103.2
16		166.4
17		106.9
18		172.3

化合物 28（penicimenolide J）

白色无定形粉末。三氯化铁反应呈阳性，提示结构中含有酚羟基。HR-ESI-MS（正离子）给出准分子离子峰 m/z 263.0538［M＋Na］$^+$（计算值为 263.0532，$C_{11}H_{12}O_6Na$）（图 2-76），确定分子量为 240，分子式为 $C_{11}H_{12}O_6$，计算其不饱和度为 6。

在 ^{1}H-NMR（600MHz，CD$_3$OD）谱（图 2-77）中，低场区显示出 2 个芳香氢信号 δ_H 6.17（1H，d，J=2.4Hz）和 δ_H 6.14（1H，d，J=2.4Hz），提示结构中含有一

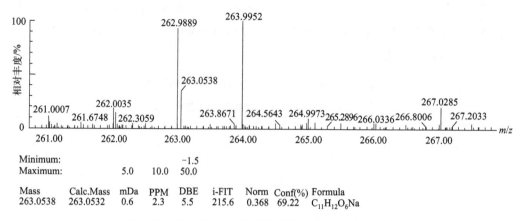

Minimum:				-1.5				
Maximum:		5.0	10.0	50.0				

Mass	Calc.Mass	mDa	PPM	DBE	i-FIT	Norm	Conf(%)	Formula
263.0538	263.0532	0.6	2.3	5.5	215.6	0.368	69.22	$C_{11}H_{12}O_6Na$

图 2-76 化合物 **28** 的高分辨质谱（HR-ESI-MS）图

个 1，2，3，5-四取代苯环；高场区中 δ_H 2.40（3H，s）为 1 组甲基氢信号。^{13}C-NMR（150MHz，CD_3OD）结合 DEPT135 谱（图 2-78）共显示出 11 个碳信号，其中 δ_C 174.7 和 172.8 为 2 个酯羰基碳信号，δ_C 166.5、164.0、144.9、105.6 为 4 个 sp^2 杂化的季碳信号，δ_C 112.7、101.9 为 2 个 sp^2 杂化的次甲基碳信号，δ_C 62.2 为 1 个 sp^3 杂化的连氧亚甲基碳信号，δ_C 34.6 为 1 个 sp^3 杂化的亚甲基碳信号，δ_C 24.6 为 1 个甲基碳信号。

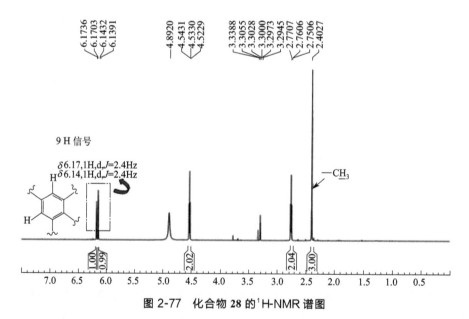

图 2-77 化合物 **28** 的 ^{1}H-NMR 谱图

在 HMBC 谱（图 2-79）中，可见 δ_H 6.17（H-6）与 δ_C 172.8（C-1）、164.0（C-5）、105.6（C-2）、101.9（C-4）、24.6（C-8），δ_H 6.14（H-4）与 δ_C 172.8（C-1）、166.5（C-3）、164.0（C-5）、112.7（C-6）、105.6（C-2），δ_H 2.40（H_3-8）与 δ_C 144.9（C-7）、112.7（C-6）、105.6（C-2），δ_H 4.53（H-1′）与 δ_C 174.7（C-3′）、

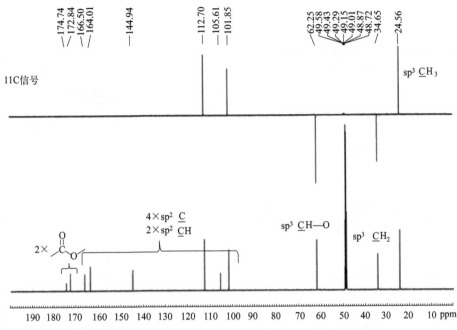

11C信号

sp³ CH₃

4×sp² C
2×sp² CH

sp³ CH—O

sp³ CH₂

2× (ester group)

190 180 170 160 150 140 130 120 110 100 90 80 70 60 50 40 30 20 10 ppm

图 2-78　化合物 **28** 的 ¹³C-NMR 和 DEPT135 叠加对比图

172.8（C-1）、34.6（C-2′）及 δ_H 2.76（H-2′）与 δ_C 174.7（C-3′）、62.2（C-1′）存在远程相关，结合 ¹H-¹H COSY 谱中 δ_H 4.53（H-1′）与 δ_H 2.76（H-2′）的相关信号，推出化合物 **28** 的平面结构。

综上所述，确定化合物 **28** 的结构为 2-[（3,5-dihydroxy-7-methylbenzoyl）oxy]-pro-pionic acid，经 Scifinder Scholar 网络检索，未见文献报道，为一个新的开环二羟基苯甲酸内酯类化合物，命名为 penicimenolide J，并对其全部碳氢信号进行了归属（表 2-19）。

表 2-19　化合物 **28** 的 ¹H-NMR（600MHz）和 ¹³C-NMR（150MHz）数据列表（氘代甲醇）

序号	δ_H, J (Hz)	δ_C
1		172.8
2		105.6
3		166.5
4	6.14(1H,d,J=2.4Hz)	101.9
5		164.0
6	6.17(1H,d,J=2.4Hz)	112.7
7		144.9
8	2.40(3H,s)	24.6
1′	4.53(2H,t,J=6.0Hz)	62.2
2′	2.76(2H,t,J=6.0Hz)	34.6
3′		174.7

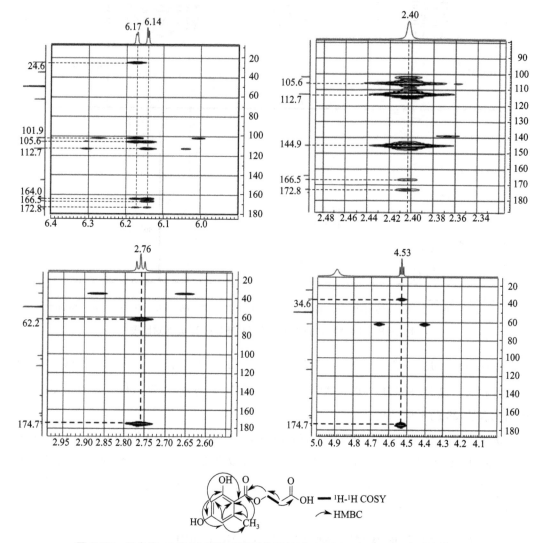

图 2-79 化合物 **28** 的 HMBC 图谱及关键 ¹H-¹H COSY 和 HMBC 相关信号图

化合物 **29**（苔色酸）

白色无定形粉末。三氯化铁反应呈阳性，提示其结构中含有酚羟基。ESI-MS（正离子）给出 m/z 169.1 ［M＋H］⁺，191.2 ［M＋Na］⁺，确定其分子量为 168。结合其 ¹H-NMR 和 ¹³C-NMR 数据，推测分子式为 $C_8H_8O_4$，计算其不饱和度为 5。

将化合物 **29** 与文献报道的已知化合物苔色酸的核磁数据进行比对，发现基本一致，

故将化合物 **29** 鉴定为苔色酸，并对其全部碳氢信号进行了归属（表 2-20）。

表 2-20　化合物 **29** 的 ^{1}H-NMR（600MHz）和 ^{13}C-NMR（150MHz）核磁数据列表

序号	δ_H, J（Hz）	δ_C
1		105.8
2		163.8
3	6.13（1H, d, J=2.4Hz）	101.7
4		167.1
5	6.18（1H, d, J=2.4Hz）	112.4
6		145.4
—COOH		175.2
6-CH$_3$	3.72（3H, s）	24.4

化合物 **30**（penicisocoumarin A）

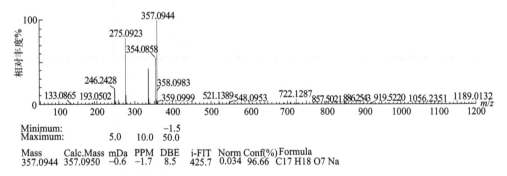

黄色油状物，$[\alpha]_D^{20}-12.0°$（c=0.4g/100mL，MeOH）。三氯化铁反应呈阳性，提示结构中含有酚羟基。ESI-MS（正离子）给出 m/z 335.1 [M+H]$^+$，357.1 [M+Na]$^+$，ESI-MS（负离子）给出 m/z 332.9 [M−H]$^-$，HR-ESI-MS（正离子）给出 m/z 357.0944 [M+Na]$^+$（计算值为 357.0950，C$_{17}$H$_{18}$O$_7$Na）（图 2-80），确定分子量为 334，分子式为 C$_{17}$H$_{18}$O$_7$，计算其不饱和度为 9。

Mass	Calc.Mass	mDa	PPM	DBE	i-FIT	Norm Conf(%)	Formula
Minimum:				−1.5			
Maximum:		5.0	10.0	50.0			
357.0944	357.0950	−0.6	−1.7	8.5	425.7	0.034 96.66	C17 H18 O7 Na

图 2-80　化合物 **30** 的高分辨质谱（HR-ESI-MS）图

在 ^{1}H-NMR（600MHz，DMSO-d_6）谱（图 2-81）中，低场区显示出 3 个芳香氢信号 δ_H 6.56（1H，s）、6.37（1H，brs）和 6.30（1H，m）；δ_H 6.40（1H，dt，J=15.6Hz，7.0Hz）和 6.18（1H，d，J=15.6Hz）为一对反式取代的烯氢信号；高场

区中 δ_H 3.63（3H，s）为一组甲氧基氢信号。^{13}C-NMR（150MHz，DMSO-d_6）结合 DEPT135 谱（图 2-82）共显示出 17 个碳信号，其中 δ_C 174.5、164.7 为 2 个酯羰基碳信号，δ_C 166.2、162.7、151.2、139.4、98.0 为 5 个 sp^2 杂化的季碳信号，δ_C 135.4、122.2、104.9、103.7、102.0 为 5 个 sp^2 杂化的次甲基碳信号，δ_C 69.6 为 1 个 sp^3 杂化的连氧次甲基碳信号，δ 51.4 为 1 个甲氧基碳信号。

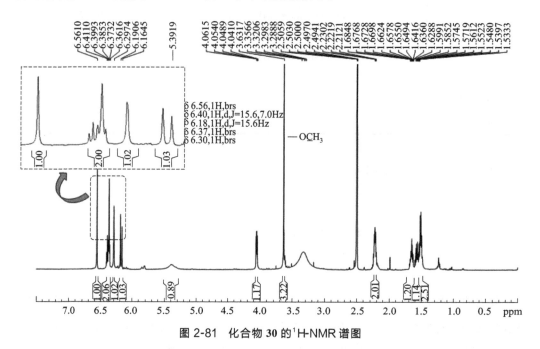

图 2-81　化合物 **30** 的 ^{1}H-NMR 谱图

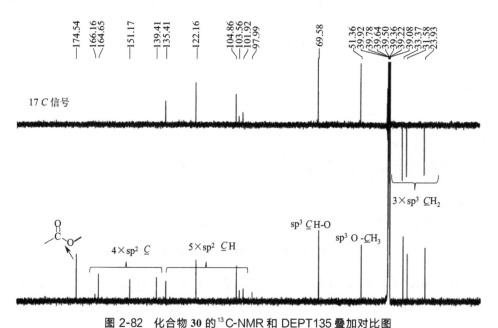

图 2-82　化合物 **30** 的 ^{13}C-NMR 和 DEPT135 叠加对比图

十二元大环内酯类化合物研究

在 ^{1}H-^{1}H COSY 谱中，显示 δ_H 6.40（H-2′）与 δ_H 6.18（H-1′）、2.22（H-3′），δ_H 1.50（H-4′）与 δ_H 2.22（H-3′）、1.65（H-5′），δ_H 1.65（H-5′）与 δ_H 4.05（H-6′）存在相关，结合 HMBC 谱中 δ_H 3.63（H$_3$-8′）与 δ_C 174.5（C-7′），δ_H 4.05（H-6′）与 δ_C 174.5（C-7′）、33.4（C-5′）、23.9（C-4′）的远程相关，推出片段 a（图 2-83）。HMBC 谱中，可见 δ_H 6.56（H-4）与 δ_C 151.2（C-3）、139.4（C-4a）、122.2（C-1′）、103.7（C-5）、98.0（C-8a），δ_H 6.37（H-5）与 δ_C 166.2（C-6）、102.0（C-7）、98.0（C-8a），δ_H 6.30（H-7）与 δ_C 166.2（C-6）、164.7（C-1）、162.7（C-8）、103.7（C-5）、98.0（C-8a）存在远程相关，结合 HSQC 图谱，推出片段 b（图 2-84）。根据 HMBC 谱中 δ_H 6.18（H-1′）与 δ_C 164.7（C-1）、151.2（C-3）、104.9（C-4）的远程相关，将片断 a 与片段 b 连接，推出化合物 **30** 的平面结构。

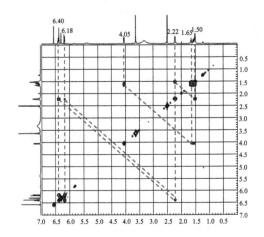

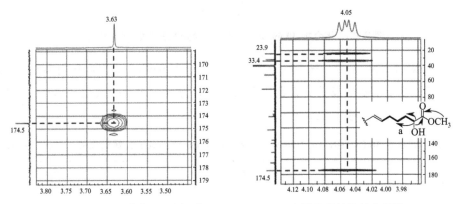

图 2-83　化合物 **30** 的 ^{1}H-^{1}H COSY 和 HMBC 谱及关键相关信号图

该化合物结构中 C-6′位的绝对构型是通过改良的 Mosher 法确定的。将化合物 **30** 分别与（R）-MTPA-Cl 及（S）-MTPA-Cl 反应得到其相应的（S）-MTPA 酯（**30a**）和（R）-MTPA 酯（**30b**），通过对比结构中 H-3′ 和 H-8′ 的化学位移差值（$\Delta\delta = \delta_S - \delta_R$）（图 2-85），确定了 C-6′的绝对构型为 S。

综上所述，确定化合物 **30** 的结构为（6′S）（1′E）-6,8-dihydroxy-3-(6-hydroxy-7-

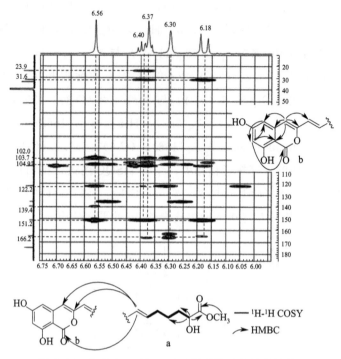

图2-84 化合物30的HMBC相关谱及关键结构片段

30aR=(*S*)-MTPA
30bR=(*R*)-MTPA

图2-85 化合物30的MTPA酯化产物Δδ差值图($\delta_S - \delta_R$)

oxo-7-methoxy-1-heptenyl)-1*H*-isochromen-1-one，经Scifinder Scholar网络检索，未见文献报道，为一个新的异香豆素类化合物，命名为penicisocoumarin A，并对其全部碳氢信号进行了归属（表2-21）。

表2-21 化合物30的^{1}H-NMR（600MHz）和^{13}C-NMR（150MHz）数据列表（氘代DMSO）

序号	δ_H, J（Hz）	δ_C
1		164.7
2		
3		151.2
4	6.56（1H，s）	104.9
4a		139.4
5	6.37（1H，brs）	103.7
6		166.2

序号	δ_H, J (Hz)	δ_C
7	6.30(1H,m)	102.0
8		162.7
8a		98.0
1'	6.18(1H,d,J=15.6Hz)	122.2
2'	6.40(1H,dt,J=15.6Hz,7.0Hz)	135.4
3'	2.22(2H,m)	31.6
4'	1.50(2H,m)	23.9
5'	1.65(1H,m),1.58(1H,m)	33.4
6'	4.05(1H,m)	69.6
7'		174.5
8'	3.63(3H,s)	51.4

化合物 **31**（penicisocoumarin B）

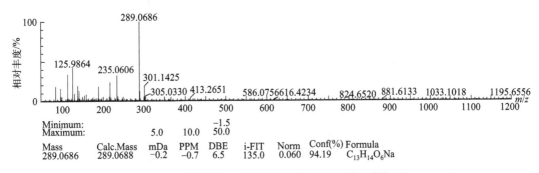

白色无定形粉末，$[\alpha]_D^{20}$ $-15.5°$（$c=0.2$g/100mL，MeOH）。三氯化铁反应呈阳性，提示结构中含有酚羟基。HR-ESI-MS（正离子）给出准分子离子峰 m/z 289.0686 $[M+Na]^+$（计算值为289.0688，$C_{13}H_{14}O_6Na$）（图 2-86），确定分子量为266，分子式为 $C_{13}H_{14}O_6$，计算其不饱和度为7。

Mass	Calc.Mass	mDa	PPM	DBE	i-FIT	Norm	Conf(%)	Formula
289.0686	289.0688	-0.2	-0.7	6.5	135.0	0.060	94.19	$C_{13}H_{14}O_6Na$

图 2-86　化合物 **31** 的高分辨质谱（HR-ESI-MS）图

在 ^{1}H-NMR（600MHz，CD_3OD）谱（图 2-87）中，低场区显示出 2 个芳香氢信号 δ_H 6.21（1H，d，J=2.0Hz）和 δ_H 6.19（1H，d，J=2.0Hz），提示结构中含有一个 1,2,3,5-四取代苯环；高场区中 δ_C 3.67（3H，s）为 1 组甲氧基氢信号。^{13}C-NMR（150MHz，CD_3OD）结合 DEPT135 谱（图 2-88）共显示出 13 个碳信号，其中 δ_C

175.2 和 171.4 为 2 个酯羰基碳信号，δ_C 166.5、165.8、143.4、101.6 为 4 个 sp^2 杂化的季碳信号，δ_C 108.1、102.4 为 2 个 sp^2 杂化的次甲基碳信号，δ_C 79.8 为 1 个 sp^3 杂化的连氧次甲基碳信号，δ_C 52.4 为 1 个甲氧基碳信号，δ_C 33.9、31.0、30.4 为 3 个亚甲基碳信号。

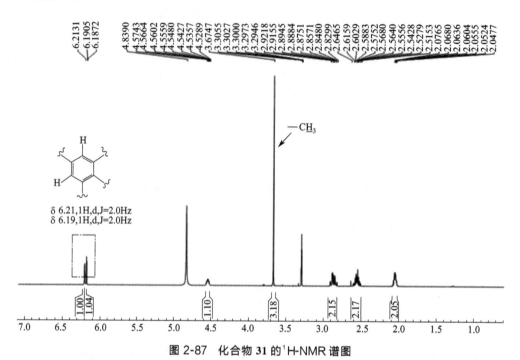

图 2-87　化合物 **31** 的 ^{1}H-NMR 谱图

图 2-88　化合物 **31** 的 ^{13}C-NMR 和 DEPT135 叠加对比图

在 HMBC 谱中（图 2-89），可见 δ_H 6.21（H-5）与 δ_C 171.4（C-1）、166.5（C-6）、101.6（C-8a）、33.9（C-4），δ_H 6.19（H-7）与 δ_C 171.4（C-1）、165.8（C-8）、108.1（C-5）、101.6（C-8a），δ_H 4.55（H-3）与 δ_C 171.4（C-1）、143.4（C-4a）、30.4（C-2'），δ_H 2.88（H-4）与 δ_C 166.5（C-6）、143.4（C-4a）、108.1（C-5）、101.6（C-8a）、79.8（C-3）、31.0（C-1'）及 δ_H 3.67（H-4'）与 δ_C 175.2（C-3'），δ_H 2.57（H-2'）与 δ_C 175.2（C-3'）、79.8（C-3）、31.0（C-1'）存在远程相关，结合 ^{1}H-^{1}H COSY 谱中 δ_H 4.55（H-3）与 δ_H 2.88（H-4）、2.06（H-1'）以及 δ_H 2.06（H-1'）与 δ_H 2.57（H-2'）的相关，推出化合物 **31** 的平面结构。

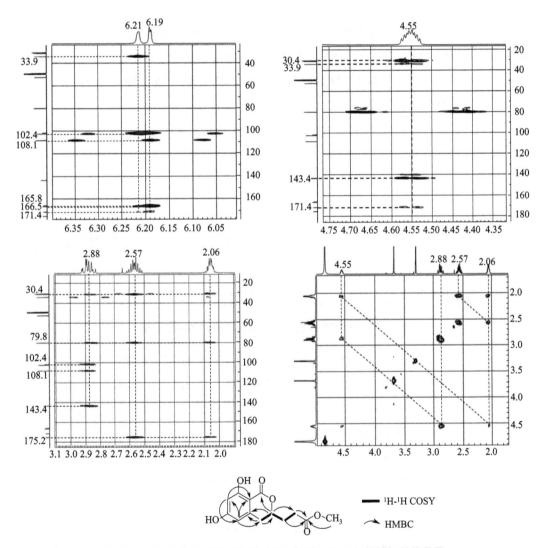

图 2-89　化合物 **31** 的 HMBC 谱图及 ^{1}H-^{1}H COSY 关键相关信号图

该化合物 C-3 位的绝对构型是通过与已知化合物 periplanetin C（$[\alpha]_D^{20}$ −11.2°）的旋光值进行对比来确定的。综上所述，确定化合物 **31** 的结构为(3S)-6,8-dihydroxy-3-

(3-oxo-3-methoxy-1-propyl)-isochromen-1-one。经 Scifinder Scholar 网络检索，未见文献报道，为一个新的异香豆素类化合物，命名为 penicisocoumarin B，并对其全部碳氢信号进行了归属（表 2-22）。

化合物 **32**（penicisocoumarin C）

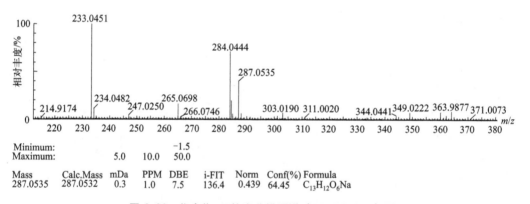

白色无定形粉末。三氯化铁反应呈阳性，提示其结构中含有酚羟基。ESI-MS 给出 m/z 265.1 [M+H]$^+$。HR-ESI-MS（正离子）给出准分子离子峰 m/z 287.0535 [M+Na]$^+$（计算值为 287.0532，$C_{13}H_{12}O_6Na$）（图 2-90），确定分子量为 264，分子式为 $C_{13}H_{12}O_6$，计算其不饱和度为 8。

图 2-90 化合物 **32** 的高分辨质谱（HR-ESI-MS）图

对比化合物 **32** 与化合物 **31** 的 ^{1}H-NMR（图 2-91）和 ^{13}C-NMR（图 2-92）图谱，发现比较相似，不同之处在于化合物 **32** 结构中少了 1 个 sp^3 杂化的亚甲基（δ_H 2.88，δ_C 33.9）和 1 个 sp^3 杂化的次甲基信号（δ_H 4.55，δ_C 79.8），多出 1 对双键信号（δ_C 105.7，157.2）。在 HMBC 谱中，可见 δ_H 6.34（H-4）与 δ_C 157.2（C-3）、141.2（C-8a）、104.0（C-5）、99.8（C-4a）、29.5（C-1′）存在相关，确定了该化合物结构中双键的位置。结合 ^{1}H-^{1}H COSY、HSQC 及 HMBC 谱中的相关信号（图 2-93），推出了化合物 **32** 的结构。

综上所述，确定化合物 **32** 的结构为 6,8-dihydroxy-3-(3-oxo-3-methoxy-1-propyl)-1H-isochromen-1-one，经 Scifinder Scholar 网络检索，未见文献报道，为一个新的异香豆素类化合物，命名为 penicisocoumarin C，并对其全部碳氢信号进行了归属（表 2-22）。

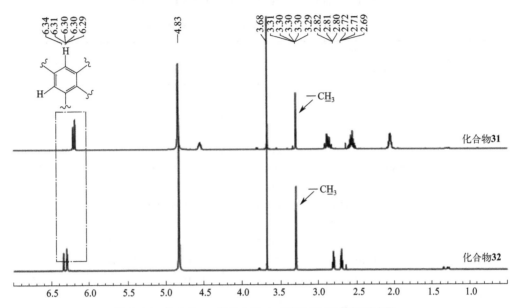

图 2-91　化合物 **32** 与化合物 **31** 的 ¹H-NMR 叠加对比图

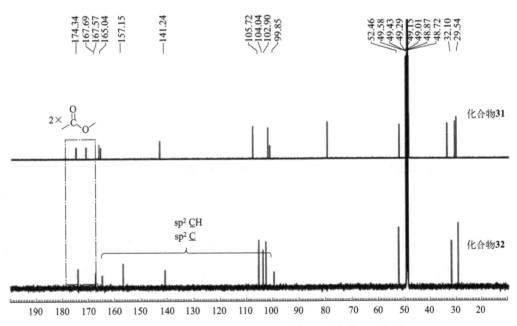

图 2-92　化合物 **32** 与化合物 **31** 的 ¹³C-NMR 叠加对比图

图 2-93　化合物 **32** 的 ¹H-¹H COSY 和 HMBC 关键相关信号图

表 2-22　化合物 31 和化合物 32 的 ^{1}H-NMR（600MHz）

和 ^{13}C-NMR（150MHz）数据列表（氘代甲醇）

序号	化合物 31		化合物 32	
	δ_H, J（Hz）	δ_C	δ_H, J（Hz）	δ_C
1		171.4		165.0
3	4.55（1H,m）	79.8		157.2
4	2.88（2H,m）	33.9	6.34（1H,s）	105.7
4a		143.4		99.8
5	6.21（1H,d,J=2.0Hz）	108.1	6.29（1H,brs）	104.0
6		166.5		167.6
7	6.19（1H,d,J=2.0Hz）	102.4	6.30（1H,brs）	102.9
8		165.8		167.7
8a		101.6		141.2
1'	2.06（2H,m）	31.0	2.81（2H,t,J=7.5Hz）	29.5
2'	2.57（2H,m）	30.4	2.71（2H,t,J=7.5Hz）	32.1
3'		175.2		174.3
4'	3.67（3H,s）	52.4	3.68（3H,s）	52.4

化合物 33（penicillsterone A）

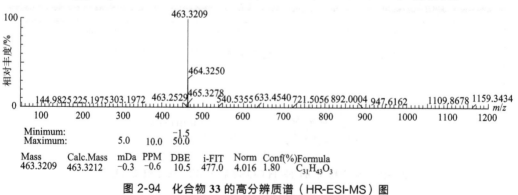

淡黄色无定形粉末，$[\alpha]_D^{20}$ −28.0°（c=0.10g/100mL，MeOH）。HR-ESI-MS（正离子）给出 m/z 463.3209 [M+H]$^+$（计算值为 463.3212，$C_{31}H_{43}O_3$）（图 2-94），确定分子量为 462，分子式为 $C_{31}H_{42}O_3$，计算其不饱和度为 11。IR 谱（图 2-95）中（KBr）ν_{max} 3425cm^{-1} 为羟基的特征吸收峰，1721cm^{-1} 和 1621cm^{-1} 为羰基特征吸收峰。UV 谱（图 2-96）给出 λ_{max}（lgε）206nm（5.06）、245nm（4.59）、282nm（4.67）的吸收。

图 2-94　化合物 33 的高分辨质谱（HR-ESI-MS）图

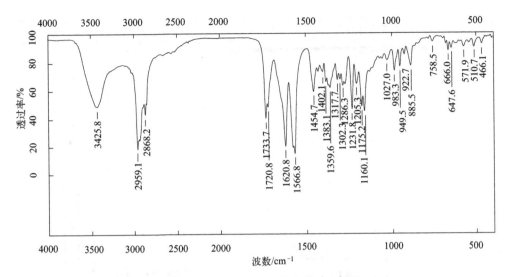

图 2-95 化合物 **33** 的红外光谱（IR）图

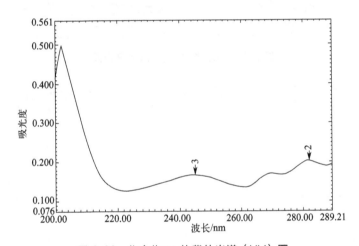

图 2-96 化合物 **33** 的紫外光谱（UV）图

在 ^{1}H-NMR（600MHz，CDCl$_3$）谱（图 2-97）中，偏低场区中 δ_H 5.25（1H，dd，$J=$ 15.2Hz，7.8Hz）和 δ_H 5.15（1H，dd，$J=$15.2Hz，7.8Hz）为一对反式取代的烯氢信号；高场区中 δ 1.03（3H，d，$J=$6.7Hz）、1.01（3H，s）、0.96（3H，s）、0.90（3H，d，$J=$ 6.8Hz）、0.82（3H，d，$J=$6.8Hz）和 0.80（3H，d，$J=$6.8Hz）为 6 组甲基氢信号。^{13}C-NMR（150MHz，CDCl$_3$）结合 DEPT135 谱（图 2-98）共显示出 31 个碳信号，其中 δ_C 199.8 为 1 个酮羰基碳信号，δ_C 179.7 为 1 个羧基碳信号，δ_C 164.5、155.9、141.9、124.3、122.5、121.9 为 6 个 sp^2 杂化的碳信号，δ_C 21.1、20.1、19.8、19.0、17.7、17.4 为 6 个甲基碳信号。

由于化合物 **33** 的碳氢数据与已知化合物 ergosta-4,6,8(14),22-tetraen-3-one 的数据部分相似，提示它们具有相似的结构，区别主要在于化合物 **33** 结构中较 ergosta-4,6,8(14),22-tetraen-3-one 在 C-7 和 C-15 之间多出一个六元环和一个羧基取代。

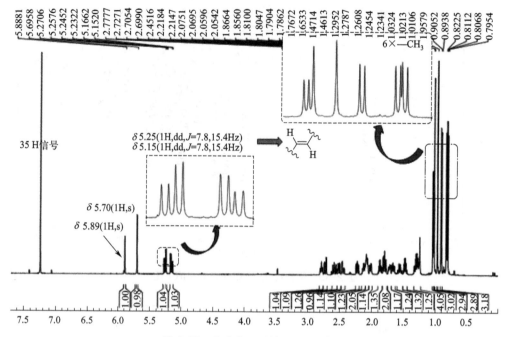

图 2-97　化合物 **33** 的 ^{1}H-NMR 谱图

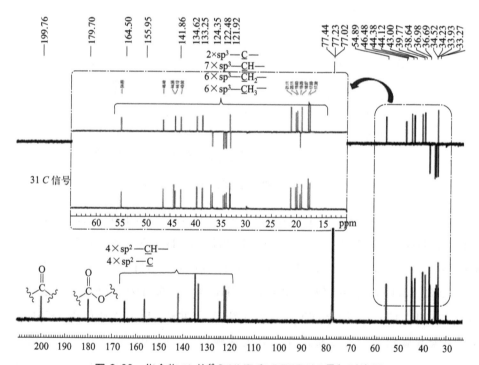

图 2-98　化合物 **33** 的 ^{13}C-NMR 和 DEPT135 叠加对比图

在 HMBC 谱（图 2-99）中，可见 δ_H 2.78（H-15）与 δ_C 179.7（C-31）、155.9（C-14）、54.9（C-17）、46.5（C-30）、33.2（C-29），δ_H 2.72（H-30）与 δ_C 179.7（C-31）、141.9（C-7）、46.5（C-30）、38.6（C-15）、33.2（C-29）存在远程相关，结合

HR-ESI-MS 给出的分子式及不饱和度，推出化合物 **33** 的平面结构。经 Scifinder Scholar 网络检索，未见文献报道，为一个新的甾体类化合物，命名为 penicillsterone A，并对其全部碳氢信号进行了归属（表 2-23）。

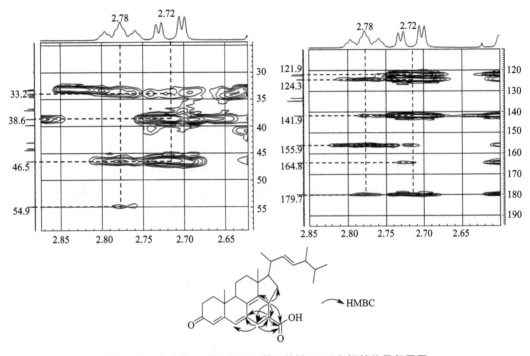

图 2-99　化合物 **33** 的 HMBC 谱及关键 HMBC 相关信号归属图

表 2-23　化合物 **33** 的 ^{1}H-NMR（600MHz）和 ^{13}C-NMR（150MHz）数据列表（氘代氯仿）

序号	δ_H,J(Hz)	δ_C	序号	δ_H,J(Hz)	δ_C
1	2.44(1H,m),2.01(1H,m)	34.5	17	1.32(1H,m)	54.9
2	2.50(1H,m),1.76(1H,m)	34.2	18	1.01(3H,s)	19.0
3		199.8	19	0.96(3H,s)	17.4
4	5.70(1H,s)	122.5	20	2.12(1H,m)	39.8
5		164.5	21	1.03(3H,d,J=6.7Hz)	21.1
6	5.89(1H,s)	121.9	22	5.15(1H,dd,J=15.2Hz,7.8Hz)	134.6
7		141.9	23	5.25(1H,dd,J=15.2Hz,7.8Hz)	133.2
8		124.3	24	1.86(1H,m)	43.0
9	2.08(1H,m)	44.1	25	1.47(1H,m)	33.3
10		37.0	26	0.82(3H,d,J=6.8Hz)	20.1
11	1.70(1H,m),1.55(1H,m)	19.3	27	0.80(3H,d,J=6.8Hz)	19.8
12	1.25(1H,m),1.25(1H,m)	36.7	28	0.90(3H,d,J=6.8Hz)	17.7
13		44.4	29	2.72(1H,m),2.58(1H,m)	33.2
14		155.9	30	2.22(1H,m)	46.5
15	2.78(1H,m)	38.6	31		179.7
16	1.65(1H,m),1.81(1H,m)	33.9			

化合物 **34** ［(22E,24R)-5α,8α-ergosta-6,9(11),22E-trien-3β-ol］

白色无定形粉末。ESI-MS（正离子）给出 m/z 427.1 ［M＋H］$^+$，449.3 ［M＋Na］$^+$，确定分子量为 426。结合其 ^{1}H-NMR 和 ^{13}C-NMR 数据，推测分子式为 $C_{28}H_{42}O_3$，计算其不饱和度为 8。

^{1}H-NMR （600MHz，CDCl$_3$）谱中，低场区 δ_H 6.59 （1H，d，$J=8.4Hz$）和 δ_H 6.28 （1H，d，$J=8.4Hz$）为一对顺式取代的烯氢信号，δ_H 5.25 （1H，dd，$J=15.2Hz$，6.9Hz）和 δ_H 5.16 （1H，dd，$J=15.2Hz$，7.7Hz）为一对反式取代的烯氢信号，δ_H 5.43 （1H，dd，$J=5.9Hz$，1.9Hz）为一个孤立的烯氢信号；高场区 δ_H 1.09 （3H，s）、1.00 （3H，d，$J=6.6Hz$）、0.92 （3H，d，$J=6.8Hz$）、0.84 （3H，d，$J=4.8Hz$）、0.82 （3H，d，$J=4.8Hz$）和 0.74 （3H，s）为 6 组甲基氢信号。

将化合物 **34** 与文献报道的已知化合物(22E,24R)-5α,8α-ergosta-6,9(11),22E-trien-3β-ol 的核磁数据进行比对，发现基本一致，故将化合物 **34** 鉴定为(22E,24R)-5α,8α-ergosta-6,9(11),22E-trien-3β-ol，并对其全部碳氢信号进行了归属（表 2-24）。

化合物 **35**（过氧麦角甾醇）

白色无定形粉末。ESI-MS（正离子）给出 m/z 429.3 ［M＋H］$^+$，451.3 ［M＋Na］$^+$，确定分子量为 428。结合其 ^{1}H-NMR 和 ^{13}C-NMR 数据，推测分子式为 $C_{28}H_{44}O_3$，计算其不饱和度为 7。

^{1}H-NMR （600MHz，CDCl$_3$）谱中，低场区中 δ_H 6.48 （1H，d，$J=8.5Hz$）和 δ_H 6.21 （1H，d，$J=8.5Hz$）为一对顺式取代的烯氢信号，δ_H 5.19 （1H，dd，$J=15.1Hz$，7.7Hz）和 δ_H 5.12 （1H，dd，$J=15.1Hz$，8.4Hz）为一对反式取代的烯氢信号，高场区 δ_H 0.97 （3H，d，$J=6.6Hz$）、0.88 （3H，d，$J=6.8Hz$）、0.86 （3H，s）、0.81 （3H，d，$J=6.6Hz$）、0.80 （3H，d，$J=6.6Hz$）及 0.79 （3H，s）为 6 组甲基氢信号。

对比化合物 35 和化合物 34 的碳氢数据，发现比较相似，不同之处在于化合物 35 结构中较化合物 34 少了一组烯烃信号而增加了 1 个 sp³ 杂化的亚甲基和 1 个 sp³ 杂化的次甲基信号。将化合物 35 与文献报道的已知化合物过氧麦角甾醇的核磁数据进行比对，发现基本一致，故将化合物 35 鉴定为过氧麦角甾醇，并对其全部碳氢信号进行了归属（表 2-24）。

表 2-24　化合物 34 和化合物 35 的 ¹H-NMR（600MHz）和
¹³C-NMR（150MHz）数据列表（氘代氯仿）

序号	化合物 34		化合物 35	
	$\delta_H, J(\text{Hz})$	δ_C	$\delta_H, J(\text{Hz})$	δ_C
1		32.6		34.9
2		30.6		30.3
3	4.01(1H,m)	66.3	3.95(1H,m)	66.7
4		36.1		37.2
5		82.7		82.4
6	6.28(1H,d,J=8.4Hz)	135.5	6.21(1H,d,J=8.5Hz)	135.6
7	6.59(1H,d,J=8.4Hz)	130.7	6.48(1H,d,J=8.5Hz)	131.0
8		78.3		79.6
9		142.6		51.3
10		38.0		37.1
11	5.43(1H,dd,J=5.9Hz,1.9Hz)	119.7		23.6
12		41.2		39.6
13		43.6		44.8
14		48.2		51.9
15		20.9		20.8
16		28.6		28.9
17		55.9		56.4
18	0.74(3H,s)	13.0	0.79(3H,s)	13.1
19	1.09(3H,s)	25.5	0.86(3H,s)	18.4
20		39.9		39.9
21	1.00(3H,d,J=6.6Hz)	20.7	0.97(3H,d,J=6.6Hz)	21.1
22	5.16(1H,dd,J=15.2Hz,7.7Hz)	135.1	5.12(1H,dd,J=15.1Hz,8.4Hz)	135.4
23	5.25(1H,dd,J=15.2Hz,6.9Hz)	132.4	5.19(1H,dd,J=15.1Hz,7.7Hz)	132.5
24		42.8		43.0
25		33.1		33.3
26	0.82(3H,d,J=4.8Hz)	19.6	0.80(3H,d,J=6.6Hz)	19.9
27	0.84(3H,d,J=4.8Hz)	19.9	0.81(3H,d,J=6.6Hz)	20.2
28	0.92(3H,d,J=6.8Hz)	17.5	0.88(3H,d,J=6.8Hz)	17.8

化合物 36 ［5α,8α-epidioxy(22E,24R)-23-methylergosta-6,22-dien-3β-ol］

白色无定形粉末。ESI-MS（正离子）给出 m/z 465 ［M＋H］$^+$，确定分子量为 464。结合其 ^{1}H-NMR 和 ^{13}C-NMR 数据，推测分子式为 $C_{29}H_{46}O_3$，计算其不饱和度为 7。

^{1}H-NMR（600MHz，CDCl$_3$）谱中，低场区中 δ_H 6.48（1H，d，$J=8.5$Hz）和 δ_H 6.22（1H，d，$J=8.5$Hz）为一对顺式取代的烯氢信号，δ_H 4.86（1H，d，$J=9.7$Hz）为一个孤立烯氢信号，高场区 δ_H 1.46（3H，s）、0.91（3H，d，$J=6.6$Hz）、0.90（3H，d，$J=6.6$Hz）、0.86（3H，s）、0.82（3H，d，$J=6.6$Hz）、0.81（3H，s）及 0.76（3H，d，$J=6.6$Hz）为 7 组甲基氢信号。

对比化合物 36 与化合物 35 的碳氢数据，发现比较相似，不同之处在于化合物 36 结构中较化合物 35 多出一个甲基信号。将化合物 36 与文献报道的已知化合物 5α,8α-epidioxy(22E,24R)-23-methylergosta-6,22-dien-3β-ol 的核磁数据进行比对，发现基本一致，故将化合物 36 鉴定为 5α,8α-epidioxy(22E,24R)-23-methylergosta-6,22-dien-3β-ol，并对其全部碳氢信号进行了归属（表 2-25）。

表 2-25　化合物 36 的 ^{1}H-NMR（600MHz）
和 ^{13}C-NMR（150MHz）数据列表（氘代氯仿）

序号	δ_H, J（Hz）	δ_C
1		34.9
2		31.0
3	3.95(1H,m)	66.7
4		37.1
5		82.4
6	6.22(1H,d,$J=8.5$Hz)	135.6
7	6.48(1H,d,$J=8.5$Hz)	131.0
8		79.6
9		51.3
10		37.2
11		20.9
12		39.6
13		44.8

序号	δ_H, J（Hz）	δ_C
14		51.8
15		23.6
16		28.2
17		57.2
18	0.81（3H,s）	13.2
19	0.86（3H,s）	18.4
20		34.3
21	0.90（3H,d,$J=6.6$Hz）	20.7
22	4.86（1H,d,$J=9.7$Hz）	131.3
23		136.0
24		50.4
25		30.3
26	0.82（3H,d,$J=6.6$Hz）	20.3
27	0.76（3H,d,$J=6.6$Hz）	20.7
28	0.91（3H,d,$J=6.6$Hz）	17.1
29	1.46（3H,s）	13.4

化合物 **37**（penicialide A）

白色无定形粉末。三氯化铁反应呈阳性，提示其结构中含有酚羟基。ESI-MS（正离子）给出 m/z 301.4 [M＋Na]$^+$，确定其分子量为 278，结合其 ^{1}H-NMR 和 ^{13}C-NMR 数据推测分子式为 $C_{13}H_{10}O_7$，计算其不饱和度为 9。IR 谱（图 2-100）中（KBr）ν_{max} 3482cm^{-1} 为羟基的特征吸收峰，1706cm^{-1} 为羰基特征吸收峰，1617cm^{-1} 和 1487cm^{-1} 为苯环的特征吸收峰。UV 谱（图 2-101）中给出 λ_{max}（lgε）215nm（4.28）、256nm（3.89）、290nm（3.48）的吸收。

在 ^{1}H-NMR（600MHz，CD$_3$OD）谱（图 2-102）中，低场区 δ_H 6.78（2H，brs）显示出 2 个烯氢信号，δ_H 6.38（1H，d，$J=1.6$Hz）和 δ_H 6.28（1H，d，$J=1.6$Hz）显示为 2 个芳香氢信号，提示结构中含有一个 1，2，3，5-四取代苯环；δ_H 5.16（2H，s）为 1 组连氧亚甲基氢信号；高场区中 δ_H 3.78（3H，s）为 1 组甲氧基氢信号。^{13}C-NMR（150MHz，CD$_3$OD）结合 DEPT135 谱（图 2-103）共显示出 13 个碳信号，其中 δ_C 172.9、168.0、167.1 为 3 个酯羰基碳信号，δ_C 167.1、159.8、152.8、135.8、134.1、104.5、103.5、101.7 为 8 个 sp^2 杂化的碳信号，δ_C 70.7 为 1 个 sp^3 杂化的连氧亚甲基碳信号，δ_C 52.9 为 1 个甲氧基碳信号。

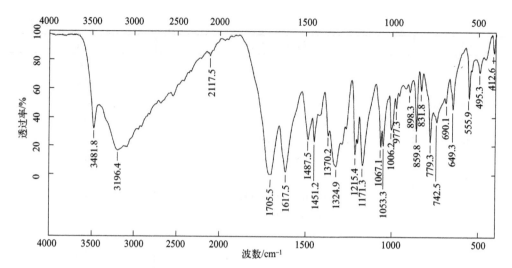

图 2-100　化合物 **37** 的红外光谱（IR）图

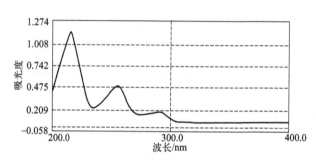

图 2-101　化合物 **37** 的紫外光谱（UV）图

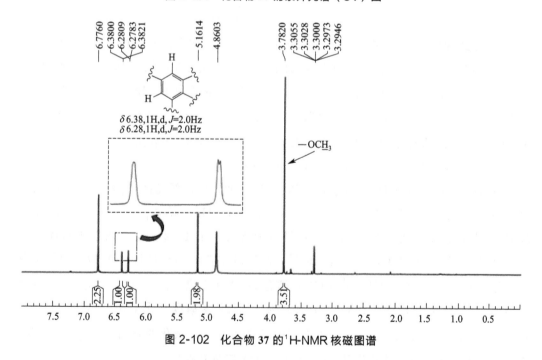

图 2-102　化合物 **37** 的 ¹H-NMR 核磁图谱

　十二元大环内酯类化合物研究

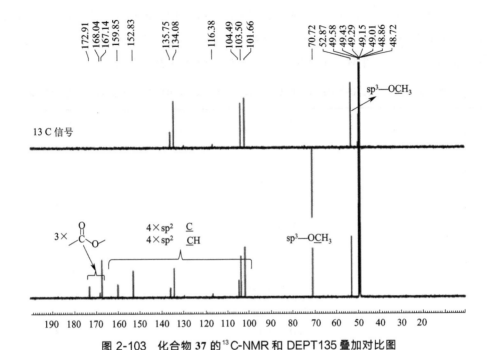

图 2-103　化合物 **37** 的 ^{13}C-NMR 和 DEPT135 叠加对比图

在 HMBC 谱（图 2-104）中，可见 δ_H 6.38（H-3）与 δ_C 167.1（C-4）、104.5（C-1）、103.5（C-5）、70.7（C-8），δ_H 6.28（H-5）与 δ_C 172.9（C-7）、168.0（C-1'）、167.1（C-4）、159.8（C-6）、104.5（C-1）、101.7（C-3），δ_H 5.16（H-8）与 δ_C 172.9（C-7）、167.1（C-4）、152.8（C-2）、104.5（C-1）、101.7（C-3），δ_H 6.78（H-2'）与 δ_C 168.0（C-1'）、167.1（C-4'）、167.1（C-4），δ_H 3.78（H_3-5'）与 δ_C 167.1（C-4'）存在远程相关，推出化合物 **37** 的平面结构。

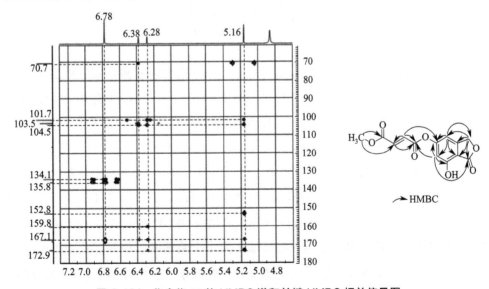

图 2-104　化合物 **37** 的 HMBC 谱和关键 HMBC 相关信号图

综上所述，确定化合物 **37** 的结构为 6-hydroxy-4-(1'-oxo-2-en-4'-oxo-4'methoxyl-butoxy)-phthalide，经 Scifinder Scholar 网络检索，未见文献报道，为一个新化合物，命名为 penicialide A，并对其全部碳氢信号进行了归属（表 2-26）。

表 2-26　化合物 37 的 ^{1}H-NMR（600MHz）和 ^{13}C-NMR（150MHz）数据列表（氘代甲醇）

序号	δ_H，J（Hz）	δ_C
1		104.5
2		152.8
3	6.38(1H,d,J=1.6Hz)	101.7
4		167.1
5	6.28(1H,d,J=1.6Hz)	103.5
6		159.8
7		172.9
8	5.16(2H,s)	70.7
1'		168.0
2'	6.78(1H,brs)	135.8
3'	6.78(1H,brs)	134.1
4'		167.1
5'	3.78(3H,s)	52.9

化合物 **38** ［(7-hydroxy-5-methoxy-4-methyl-6-(3-methyl-4-oxopentyl)-phthalan-1-one]

白色无定形粉末。三氯化铁反应呈阳性，提示结构中含有酚羟基。ESI-MS（正离子）给出 m/z 293.1 ［M＋H］$^+$，315.1 ［M＋Na］$^+$，ESI-MS（负离子）给出 m/z 290.9 ［M－H］$^-$，确定分子量为 292。结合其 ^{1}H-NMR 和 ^{13}C-NMR 数据，推测分子式为 $C_{16}H_{20}O_5$，计算其不饱和度为 7。

在 ^{1}H-NMR（600MHz，CDCl$_3$）谱中，δ_H 5.18（2H，s）为 1 组连氧亚甲基氢信号；高场区中 δ_H 3.76（3H，s）、2.16（3H，s）、2.13（3H，s）、1.14（3H，d，J=7.0Hz）为 4 组甲基氢信号。^{13}C-NMR（150MHz，CDCl$_3$）结合 DEPT135 谱共显示出 16 个碳信号，其中 δ_C 212.7 为 1 个酮羰基碳信号，δ_C 173.1 为 1 个酯羰基碳信号，δ_C 164.0、153.9、144.3、122.8、117.0、106.6 为 6 个 sp^2 杂化的季碳信号，δ_C 70.3 为 1 个 sp^3 杂化的连氧亚甲基碳信号，δ_C 61.3 为 1 个甲氧基碳信号，δ_C 28.1、16.6、11.8 为 3 个甲基碳信号。

将化合物 **38** 与文献报道的已知化合物 7-hydroxy-5-methoxy-4-methyl-6-(3-methyl-4-oxopentyl)-phthalan-1-one 的核磁数据进行比对，发现基本一致，故将化合物 **38** 鉴定为 7-hydroxy-5-methoxy-4-methyl-6-(3-methyl-4-oxopentyl)-phthalan-1-one，并对其全部碳氢信号进行了归属（表 2-27）。该化合物为首次报道从天然产物中分离得到，是一个新天然产物。

化合物 **39**（mycophenolic methyl ester）

白色无定形粉末。三氯化铁反应呈阳性，提示结构中含有酚羟基。ESI-MS（正离子）给出 m/z 335.0 [M＋H]$^+$，357.0 [M＋Na]$^+$，ESI-MS（负离子）给出 m/z 332.7 [M－H]$^-$，确定分子量为 334。结合其 ^{1}H-NMR 和 ^{13}C-NMR 数据，推测分子式为 $C_{18}H_{22}O_6$，计算不饱和度为 7。

在 ^{1}H-NMR（600MHz，CDCl$_3$）谱中，δ_H 5.24（2H，s）为 1 组连氧亚甲基氢信号；高场区中 δ_H 3.75（3H，s）、3.55（3H，s）、2.14（3H，s）、1.79（3H，s）为 4 组甲基氢信号。^{13}C-NMR（150MHz，CDCl$_3$）结合 DEPT135 谱共显示出 18 个碳信号，其中 δ_C 175.7、174.0 为 2 个酯羰基碳信号，δ_C 165.0、154.9、146.8、135.0、124.7、123.8、118.0、107.8 为 8 个 sp^2 杂化的碳信号，δ_C 71.0 为 1 个 sp^3 杂化的连氧亚甲基碳信号，δ_C 61.7、52.1 为 2 个甲氧基碳信号，δ_C 16.3、11.5 为 2 个甲基碳信号。

将化合物 **39** 与文献报道的已知化合物 mycophenolic methyl ester 的核磁数据进行比对，发现基本一致，故将化合物 **39** 鉴定为 mycophenolic methyl ester，并对其全部碳氢信号进行了归属（表 2-27），该化合物首次从天然产物中分离得到，是一个新天然产物。

表 2-27　化合物 38 和化合物 39 的 ^{1}H-NMR（600MHz）和 ^{13}C-NMR（150MHz）数据列表

序号	化合物 38[①]		化合物 39[②]	
	δ_H，J（Hz）	δ_C	δ_H，J（Hz）	δ_C
1		173.1		174.0
3	5.18(2H,s)	70.3	5.24(2H,s)	71.0
3a		144.3		146.8
4		117.0		118.0
5		164.0		165.0
6		122.8		123.8

序号	化合物 38①		化合物 39②	
	δ_H, J (Hz)	δ_C	δ_H, J (Hz)	δ_C
7		153.9		154.9
7a		106.6		107.8
8	2.13(3H,s)	11.8	2.14(3H,s)	11.5
9	3.76(3H,s)	61.3	3.75(3H,s)	61.7
1′	2.61(2H,t,J=8.1Hz)	21.4	3.38(2H,d,J=7.0Hz)	23.7
2′	1.56(2H,m)	32.4	5.22(1H,m)	124.7
3′	2.55(1H,m)	47.2		135.0
4′	1.14(3H,d,J=7.0Hz)	16.6	1.79(3H,s)	16.3
5′		212.7	2.26(2H,t,J=7.4Hz)	35.9
6′	2.16(3H,s)	28.1	2.39(2H,t,J=7.3Hz)	33.9
7′				175.7
8′			3.55(3H,s)	52.1

① 氘代甲醇为溶剂。

② 氘代 DMSO 为溶剂。

化合物 40 ［6-(3-carboxybutyl)-7-hydroxy-5-methoxy-4-methylphthalan-1-one］

无色针状结晶（MeOH）。ESI-MS（正离子）给出 m/z 316.9 ［M＋Na］⁺，ESI-MS（负离子）给出 m/z 292.7 ［M－H］⁻，确定分子量为 294。结合其 ¹H-NMR 和 ¹³C-NMR 数据，推测分子式为 $C_{15}H_{18}O_6$，计算不饱和度为 7。

将化合物 40 与文献数据报道的已知化合物 6-(3-carboxybutyl)-7-hydroxy-5-methoxy-4-methylphthalan-1-one 的核磁数据进行比对，发现基本一致，故将化合物 40 鉴定为 6-(3-carboxybutyl)-7-hydroxy-5-methoxy-4-methylphthalan-1-one，并对其全部碳氢信号进行了归属（表 2-28）。

表 2-28 化合物 40 的 ¹H-NMR（600MHz）和 ¹³C-NMR（150MHz）数据列表（氘代 DMSO）

序号	δ_H, J (Hz)	δ_C
1		170.1
3	5.23(2H,s)	68.6
3a		145.8
4		115.9

序号	δ_H, J (Hz)	δ_C
5		162.7
6		122.8
7		152.9
7a		106.9
1'	2.60(2H,m)	21.1
2'	1.74(1H,m)	33.2
	1.50(1H,m)	
3'	2.34(1H,m)	38.8
4'	1.11(3H,d,J=6.8Hz)	16.8
5'		177.3
4-CH$_3$	2.08(3H,s)	11.1
7-OCH$_3$	3.72(3H,s)	60.8

化合物 **41** （2,ω-二羟基大黄素）

黄色无定形粉末。三氯化铁反应呈阳性，提示结构中含有酚羟基。ESI-MS（负离子）给出 m/z 301.1 [M－H]$^-$，确定分子量为302。结合其 ^{1}H-NMR 和 ^{13}C-NMR 数据，推测分子式为 $C_{15}H_{10}O_7$，计算其不饱和度为11。

将化合物 **41** 与文献报道的已知化合物 2,ω-二羟基大黄素的核磁数据进行比对，发现基本一致，故将化合物 **41** 鉴定为 2,ω-二羟基大黄素，并对其全部碳氢信号进行了归属（表 2-29）。

化合物 **42** （羟基大黄素）

黄色无定形粉末。三氯化铁反应呈阳性，提示结构中含有酚羟基。ESI-MS（负离子）给出 m/z 284.8 [M－H]$^-$，确定分子量为286。结合 ^{1}H-NMR 和 ^{13}C-NMR 数据，推测分子式为 $C_{15}H_{10}O_6$，计算其不饱和度为11。

将化合物 **42** 与文献报道的已知化合物羟基大黄素的核磁数据进行比对，发现基本一致，故将化合物 **42** 鉴定为羟基大黄素，并对其全部碳氢信号进行了归属（表 2-29）。

表 2-29 化合物 41 和 42 ^{1}H-NMR（600MHz）和
^{13}C-NMR（150MHz）数据列表（氘代 DMSO）

序号	化合物 41		化合物 42	
	δ_H，J（Hz）	δ_C	δ_H，J（Hz）	δ_C
1		163.0		161.4
1a		108.4		114.0
2		112.8	6.55（1H，brs）	120.7
3		159.7		152.8
4	7.25（1H，s）	108.9	7.08（1H，brs）	117.0
4a		132.1		132.9
5	7.63（1H，brs）	117.1	7.60（1H，brs）	108.8
5a		132.8		135.1
6		152.9		164.5
7	7.25（1H，brs）	120.8	7.22（1H，brs）	107.9
8		161.4		165.9
8a		114.2		109.0
9		189.9		189.6
10		181.3		181.3
6-CH$_2$OH	4.60（2H，s）	62.0	4.59（2H，s）	62.0

化合物 43（大黄素酸）

黄色无定形粉末。三氯化铁反应呈阳性，提示结构中含有酚羟基。ESI-MS（负离子）给出 m/z 298.8 ［M－H］$^-$，确定分子量为 300。结合其 ^{1}H-NMR 和 ^{13}C-NMR 数据，推测分子式为 $C_{15}H_8O_7$，计算其不饱和度为 12。

对比化合物 **43** 和化合物 **42** 的 ^{1}H-NMR 和 ^{13}C-NMR 图谱，发现比较相似，区别在于化合物 **43** 结构中缺少了羟甲基信号而增加了羧基信号，故推测化合物 **43** 的 C-6 位为羧基取代。

将化合物 **43** 与文献报道的已知化合物大黄素酸的核磁数据进行比对，发现基本一致，故将化合物 **43** 鉴定为大黄素酸，并对其全部碳氢信号进行了归属（表 2-30）。

化合物 **44**（2-chloroemodic acid）

黄色无定形粉末。三氯化铁反应呈阳性，提示结构中可能含有酚羟基。ESI-MS（负离子）给出 m/z 332.6 $[M-H]^-$，334.5 $[M-H+2]^-$，提示结构中含有氯原子。结合其 ^{1}H-NMR 和 ^{13}C-NMR 数据，推测分子式为 $C_{15}H_7O_7Cl$，计算其不饱和度为 12。

将化合物 **44** 与文献报道的已知化合物 2-chloroemodic acid 的核磁数据进行比对，发现基本一致，故将化合物 **44** 鉴定为 2-chloroemodic acid，并对其全部碳氢信号进行了归属（表 2-30）。

表 2-30　化合物 **43** 和 **44** ^{1}H-NMR（600MHz）和
^{13}C-NMR（150MHz）数据列表（氘代 DMSO）

| 序号 | 化合物 **43** | | 化合物 **44** | |
	δ_H, J（Hz）	δ_C	δ_H, J（Hz）	δ_C
1		164.7	12.62（—OH 1H, s）	159.7
1a		109.2		109.3
2	6.52（1H, brs）	108.0		113.0
3		166.2		161.7
4	7.04（1H, brs）	109.0	7.26（1H, s）	108.2
4a		133.3		131.9
5	7.98（1H, brs）	134.8	8.03（1H, brs）	118.8
5a		118.9		133.3
6		137.4		137.7
7	7.62（1H, brs）	124.1	7.68（1H, brs）	124.3
8		161.0	11.84（—OH 1H, s）	160.9
8a		118.0		118.2
9		189.1		189.2
10		180.5		180.3
6-COOH		165.5		165.3

化合物 **45**（9-octadecenoic acid-2′,3′-dihydroxypropyl ester）

黄色油状物。ESI-MS（正离子）给出 m/z 379.2 $[M+Na]^+$，确定其分子量为356。结合其 ^{1}H-NMR 和 ^{13}C-NMR 数据，推测分子式为 $C_{21}H_{40}O_4$，计算不饱和度为2，分析其核磁数据特征，推测化合物 **45** 为脂肪酸类成分。

将化合物 **45** 与文献报道的已知化合物 9-octadecenoic acid-2′,3′-dihydroxy propyl ester 核磁数据进行比对，发现基本一致，故将化合物 **45** 鉴定为 9-octadecenoic acid-2′,3′-dihydroxy propyl ester，并对其全部碳氢信号进行了归属（表 2-31）。

表 2-31　化合物 45 的 ^{1}H-NMR（600MHz）和
^{13}C-NMR（150MHz）数据列表（氘代甲醇）

序号	δ_H, J (Hz)	δ_C
1		174.6
2	2.33(2H,t,J=7.5Hz)	34.4
3	1.61(2H,m)	25.1
4	1.97~2.01(2H,m)	29.3
5	1.23~1.34(2H,m)	29.4
6	1.23~1.34(2H,m)	29.9
7	1.23~1.34(2H,m)	30.0
8	1.97~2.01(2H,m)	27.3
9	5.31~5.34(1H,m)	129.9
10	5.31~5.34(1H,m)	130.3
11	1.97~2.01(2H,m)	27.4
12	1.23~1.34(2H,m)	30.0
13	1.23~1.34(2H,m)	29.7
14	1.23~1.34(2H,m)	29.6
15	1.23~1.34(2H,m)	29.3
16	1.23~1.34(2H,m)	32.1
17	1.23~1.34(2H,m)	22.9
18	0.86(3H,t,J=7.1Hz)	14.3
1′	4.18(1H,dd,J=11.8Hz,4.5Hz)	65.4
	4.13(1H,dd,J=11.8Hz,6.1Hz)	
2′	3.91(1H,m)	70.5
3′	3.69(1H,dd,J=11.8Hz,5.7Hz)	63.6
	3.59(1H,dd,J=11.8Hz,4.1Hz)	

化合物 46（2,3-dihydro-6,7-dihydroxy-4H-1-benzopyran-4-one）

黄色油状物。三氯化铁反应呈阳性，提示其结构中含有酚羟基。ESI-MS（正离子）

给出 m/z 179.1 $[M+H]^+$，确定其分子量为 178。结合其 ^{1}H-NMR 和 ^{13}C-NMR 数据，推测分子式为 $C_9H_8O_4$，计算不饱和度为 6。

将化合物 **46** 的核磁数据与文献报道的已知化合物 2,3-dihydro-6,7-dihydroxy-4*H*-1-benzopyran-4-one 的核磁数据进行比对，发现基本一致，故将化合物 **46** 鉴定为 2,3-dihydro-6,7-dihydroxy-4*H*-1-benzopyran-4-one，并对其全部碳氢信号进行了归属（表 2-32）。

化合物 **47**（4,6-二羟基苯并呋喃-3-酮）

黄色油状物。三氯化铁反应呈阳性，提示其结构中含有酚羟基。ESI-MS（正离子）给出 m/z 167.0 $[M+H]^+$，确定分子量为 166。结合其 ^{1}H-NMR 和 ^{13}C-NMR 数据，推测分子式为 $C_8H_6O_4$，计算其不饱和度为 6。

将化合物 **47** 与文献报道的已知化合物 4,6-二羟基苯并呋喃-3-酮的核磁数据进行比对，发现基本一致，故将化合物 **47** 鉴定为 4,6-二羟基苯并呋喃-3-酮，并对其全部碳氢信号进行了归属（表 2-32）。

表 2-32 化合物 46 和 47 的 ^{1}H-NMR（600MHz）和
^{13}C-NMR（150MHz）数据列表（氘代甲醇）

序号	化合物 46		化合物 47	
	δ_H,J（Hz）	δ_C	δ_H,J（Hz）	δ_C
1		193.6		172.9
2	2.65(2H,t,J=6.4Hz)	38.4		
3	4.41(2H,t,J=6.5Hz)	68.6	5.27(2H,s)	70.7
4		159.8	6.39(1H,d,J=2.4Hz)	103.5
5	6.32(1H,s)	104.2		159.9
6		142.3	6.28(1H,d,J=2.4Hz)	101.7
7		156.1		152.9
8	7.15(1H,s)	111.7		104.5
9		114.6		167.2

化合物 **48**（3,5-二羟基甲苯）

黄色油状物。ESI-MS（正离子）给出 m/z 125.1 [M+H]$^+$，147.3 [M+Na]$^+$，ESI-MS（负离子）给出 m/z 123.1 [M−H]$^−$，确定分子量为124。结合其 ^{1}H-NMR 和 ^{13}C-NMR 数据，推测分子式为 $C_7H_8O_2$，计算其不饱和度为4。

将化合物 **48** 与文献报道的已知化合物 3,5-二羟基甲苯的核磁数据进行比对，发现基本一致，故将化合物 **48** 鉴定为 3,5-二羟基甲苯，并对其全部碳氢信号进行了归属（表 2-33）。

化合物 **49**（邻苯二酚）

黄色油状物。ESI-MS（正离子）给出 m/z 111.1 [M+H]$^+$，133.2 [M+Na]$^+$，ESI-MS（负离子）给出 m/z 109.3 [M−H]$^−$，确定分子量为110。结合其 ^{1}H-NMR 和 ^{13}C-NMR 数据，推测分子式为 $C_6H_6O_2$，计算不饱和度为4。

将化合物 **49** 与文献报道的已知化合物邻苯二酚的核磁数据进行比对，发现基本一致，故将化合物 **49** 鉴定为邻苯二酚，并对其全部碳氢信号进行了归属（表 2-33）。

表 2-33　化合物 48 和 49 的 ^{1}H-NMR（600MHz）和 ^{13}C-NMR（150MHz）数据列表（氘代甲醇）

| 序号 | 化合物 48 | | 化合物 49 | |
	δ_H，J（Hz）	δ_C	δ_H，J（Hz）	δ_C
1		141.3		163.2
2	6.10（1H，m）	108.7		163.2
3		159.5	6.79（1H，d，$J=8.0$Hz）	116.1
4	6.05（1H，m）	100.9	7.86（1H，d，$J=8.0$Hz）	133.1
5		159.5	7.86（1H，d，$J=8.0$Hz）	133.1
6	6.10（1H，m）	108.7	6.79（1H，d，$J=8.0$Hz）	116.1
—CH$_3$	2.16（3H，s）	21.7		

化合物 **50**（striatisporolide A）

黄色无定形粉末。ESI-MS（负离子）给出 m/z 210.9 [M−H]$^−$，确定分子量为212。结合其 ^{1}H-NMR 和 ^{13}C-NMR 数据，推测分子式为 $C_{11}H_{16}O_4$，计算其不饱和度

为 4。

将化合物 **50** 与文献报道的已知化合物 striatisporolide A 的核磁数据进行比对，发现基本一致，故将化合物 **50** 鉴定为 striatisporolide A，并对其全部碳氢信号进行了归属（表 2-34）。

表 2-34　化合物 50 的 ^{1}H-NMR （600MHz） 和
^{13}C-NMR （150MHz） 数据列表 （氘代甲醇）

序号	δ_H，J （Hz）	δ_C
1		175.4
2		137.0
3		151.8
4	5.14（1H，m）	83.3
5	2.09（1H，m），1.60（1H，m）	33.7
6	1.28（2H，m）	25.5
7	1.35（2H，m）	32.7
8	1.39（2H，m）	23.6
9	0.90（3H，d，$J=6.9$Hz）	14.4
2-CH$_3$	2.12（3H，d，$J=2.0$Hz）	10.7
—COOH		165.5

化合物 51（富马酸单乙酯）

无色针状结晶。ESI-MS （负离子） 给出 m/z 129.3 ［M－H］$^-$，确定分子量为 130。结合其 ^{1}H-NMR 和 ^{13}C-NMR 数据，推测分子式为 $C_5H_6O_4$。

将化合物 **51** 与文献报道的已知化合物富马酸单乙酯的核磁数据进行比对，发现基本一致，故将化合物 **51** 鉴定为富马酸单乙酯，并对其全部碳氢数据进行了归属（表 2-35）。

表 2-35　化合物 51 的 ^{1}H-NMR （600MHz） 和 ^{13}C-NMR （150MHz） 数据列表 （氘代甲醇）

序号	δ_H，J （Hz）	δ_C
1		167.2
2	6.78（1H，brs）	135.8
3	6.78（1H，brs）	134.0

序号	δ_H, J (Hz)	δ_C
4		168.1
1-OCH$_3$	3.78(3H,s)	52.9

2.5 十二元大环内酯类化合物的快速检识

2.5.1 UV 特征

根据文献报道的 RAL$_{12}$ 类化合物紫外吸收情况以及分离得到的 RAL$_{12}$ 类化合物的紫外图谱，总结其规律发现该类结构在紫外图谱中均显示出三个较为明显的特征性吸收带，分别在约 220nm、约 260nm 和约 300nm，且吸收强度较强。因此，可通过高效液相分析-二极管阵列（HPLC-DAD）全波长扫描结果中的紫外吸收情况对 RAL$_{12}$ 类成分进行快速识别和确定。

2.5.2 NMR 特征分析

（1）9-酮基、7-连氧基 RAL$_{12}$ 类化合物基本母核的快速鉴定

在 ^{1}H-NMR 图谱中，低场区 δ_H 6.1～6.3 之间存在 2 个间位取代的芳香氢信号，δ_H 3.5～4.5 之间存在两组二重峰 J 值约为 18.0Hz 的偕偶氢信号，δ_H 1.0～2.0 之间存在 6 个脂肪氢信号，高场区存在一组偶合常数为 6.5Hz 的甲基氢信号。在 ^{13}C-NMR 图谱中，多数显示出 16 个碳原子，包括 1 个 δ_C 205～210 的酮羰基信号，1 个 δ_C 170～175 的酯羰基信号，一组苯环碳信号，2 个 δ_C 71～75 的连氧次甲基碳信号，以及 5 个 δ_C 20～53 的亚甲基碳信号等。基于以上特征性核磁信号，可根据化合物核磁图谱快速检识出 9 位具有酮基取代、7 位具有连氧基取代的 RAL$_{12}$ 类化合物。

（2）C-7 位手性碳绝对构型的确定

总结分离得到的 4 对互为差向异构体的 9-酮基、7-连氧基 RAL$_{12}$ 类化合物中 8 位氢信号和偶合常数，发现对于 7 位不同的取代基，其 8 位氢信号和耦合常数与 7 位手性碳的绝对构型之间具有一定的规律，有助于快速确定 7 位手性碳的绝对构型，具体如下（表 2-36）：

① 结构中 7 位被羟基或甲氧基取代时（如化合物 **9**、**10**、**11** 和 **26**）

当 7 位为 R 构型，^{1}H-NMR 中 8 位两个氢信号的偶合常数分别为 13.1 Hz、10.1 Hz 和 13.1 Hz、3.1 Hz（化合物 **10** 和 **11**）。

当 7 位为 S 构型，^{1}H-NMR 中 8 位两个氢信号的偶合常数分别为 15.7 Hz、9.7 Hz 和 15.7 Hz（化合物 **9** 和 **26**）。

② 结构中 7 位被乙酰基或 2-羟基丙酰氧基取代时（如化合物 **2**、**3**、**4** 和 **25**）

当 7 位为 R 构型，^{1}H-NMR 中 8 位两个氢信号的偶合常数分别为 15.9 Hz、10.4 Hz 和 15.9 Hz、1.4 Hz（如化合物 **2** 和 **3**）。

当 7 位为 S 构型，^{1}H-NMR 中 8 位两个氢信号的偶合常数分别为 13.4 Hz、10.7 Hz 和 13.4 Hz、3.0 Hz（如化合物 **25** 和 **4**）。

表 2-36　化合物 2～4、9～11、25 和 26 结构中 C-8 位的典型 ^{1}H-NMR 信号列表

化合物编号	结构	8 位氢化学位移及偶合常数
10		3.08 (1H, dd, $J = 13.1$ Hz, 3.1 Hz)，2.39 (1H, dd, $J = 13.1$ Hz, 10.4 Hz)
9		2.87 (1H, dd, $J = 15.7$ Hz, 9.7 Hz)，2.69 (1H, dd, $J = 15.7$ Hz, 1.3 Hz)
11		2.97 (1H, dd, $J = 13.1$ Hz, 3.1 Hz)，2.48 (1H, dd, $J = 13.1$ Hz, 10.4 Hz)
26		2.97 (1H, dd, $J = 15.4$ Hz, 10.0 Hz)，2.59 (1H, dd, $J = 15.4$ Hz, 1.3 Hz)
2		3.09 (1H, dd, $J = 15.9$ Hz, 10.4 Hz)，2.68 (1H, dd, $J = 15.9$ Hz, 1.4 Hz)
25		3.00 (1H, dd, $J = 13.4$ Hz, 3.0 Hz)，2.58 (1H, dd, $J = 13.4$ Hz, 10.4 Hz)

化合物编号	结构	8位氢化学位移及偶合常数
3		3.14(1H,dd,J＝15.9Hz,10.4Hz), 2.70(1H,dd,J＝15.9Hz,1.3Hz)
4		2.98(1H,dd,J＝13.4Hz,3.0Hz), 2.63(1H,dd,J＝13.4Hz,10.3Hz)

3

十二元大环内酯类
化合物的生物合成

苯二酚内酯（benzenediol lactones，BDLs）是一类数量不断增加的真菌聚酮类次级代谢产物，其母核由 1,3-苯二酚片段与一个大环内酯环通过分子内羟醛缩合而成。若桥合发生在苯二酚环 C-2 和 C-7 位之间即称为苯二甲酸内酯类（RALs），若桥合发生在苯二酚环 C-8 和 C-3 位之间则生成二羟基苯乙酸内酯类（DALs）。在苯二酚内酯类结构家族中，研究最多的是其中苯二甲酸内酯类结构中的 14 元内酯成分（RAL$_{14}$），如玉米烯酮（zearalenone）、寄端霉素（hypothemycin）和根赤壳菌素（radicicol），以及二羟基苯乙酸内酯类结构中十二元内酯（DAL$_{12}$）类结构 10,11-二羟基弯孢霉菌素（10,11-dehydrocurvularin）。然而，尽管近年来有关于 RAL$_{12}$ 亚组新结构的发现及生物活性报道日趋增多，但有关于该类结构生物合成途径的报道仍较为稀少，仅美国亚利桑那大学 Istvan Molnar 课题组在 2014 年通过实验阐明了两个 RAL$_{12}$ 类成分（lasiodiplodin 和 *trans*-resorcylide）的生物合成基因簇。本书结合以上已报道研究成果，完成了对分离得到的 RAL$_{12}$ 类成分的生物合成途径推测，详情见下文。

3.1 生物合成途径的关键酶

聚酮类化合物（PKs）是一类由植物、细菌和真菌产生的结构多样的次级代谢产物，具有多种生物学活性，被广泛应用于各种急性或慢性疾病的临床治疗。聚酮合成酶（iPKSs）是完成种类繁多的 PKs 生物合成的核心催化机器，由具有不同催化功能的结构域构成。催化结构域通常分布在蛋白质亚基上，经有序的组装保持装配线的方向性，这些基本催化结构域主要包括用于选择底物的酰基转移酶（AT）、用于底物穿梭和激活的酰基载体蛋白（ACP），以及用于克莱森（Claisen）缩合的酮脂酰合酶（KS）。选择性处理结构域由可将 β-羰基官能团还原为 β-羟基的酮还原酶（KR）、将 β-羟基产物脱水为 α,β-不饱和烯烃的脱水酶（DH）、将烯烃还原为饱和烷烃的烯基还原酶组成。末端结构域通常为硫酯酶（TE）或还原酶（R）结构域。通常，TE 结构域由 N-端双螺旋的二聚体和重复的 $\beta/\alpha/\beta$ 基序组成，是一种 α/β 折叠水解酶，具有保守的 Ser-His-Asp 催化三元组，进行水解或环化反应，还可以转移磺酸盐，或者与磺基转移酶（sulfotransferase，ST）一起催化脱羧产生末端烯烃，以丰富聚酮类化合物的化学多样性。

根据对 β-酮基还原程度的不同，聚酮合成酶（iPKSs）可以分为 3 个亚组：非还原型聚酮合酶（nonreducing PKSs，NR-PKSs）、部分还原型聚酮合酶（partially reducing PKSs，PR-PKSs）和高度还原型聚酮合酶（highly reducing PKSs，HR-PKSs）。HR-PKSs 除了具备基本结构域外，还含有完整的还原环以及甲基转移酶（methyl transferase，MeT）；与 HR-PKSs 相比，PR-PKSs 缺乏酮还原酶（KR）、脱水酶（DH）和烯基还原酶（ER）结构域；NR-PKSs 不具备还原环，除了 KS、酰基转移酶（AT）、酰基载体蛋白（ACP）、硫酯酶（TE）结构域以外，它还含有起始单元酰基转移酶（SAT）以及产物模板结构域（PT）。

苯二酚内酯（BDLs）类结构的生物合成始于一个可变的线型聚 β-酮酰中间体，再由不同的结构域催化生成完整的聚酮类化合物结构。结合文献报道，著者推测分离得到的十二元大环内酯类（RAL_{12}）结构的生物合成过程如下：即首先由高度还原型聚酮合酶（HR-PKSs）利用一分子乙酰辅酶 A 和 3 分子丙二酸单酰辅酶 A 为原料合成 8 个碳原子长度的饱和碳链，该 8 碳饱和碳链被非还原型聚酮合酶（NR-PKSs）结构中的起始单元酰基转移蛋白结构单元识别，作为非还原型聚酮合酶（NR-PKSs）的起始结构单元（SAT），然后再利用 4 分子丙二酸单酰辅酶 A 作为延伸单元合成非还原聚酮结构部分，再在非还原型聚酮合酶（NR-PKSs）的产物模板（PT）结构域的作用下通过聚酮链 2,7 位环合生成结构中的芳环结构，最后在不同的硫酯酶（TE）结构域作用下水解释放聚酮链产物同时实现内酯环的合成生成 *trans*-resorcylide 和 α-pyrone 类化合物。分离得到的聚酮类化合物可能的生物合成途径推测如图 3-1 所示。

3.2　十二元大环内酯类化合物生物合成途径推测

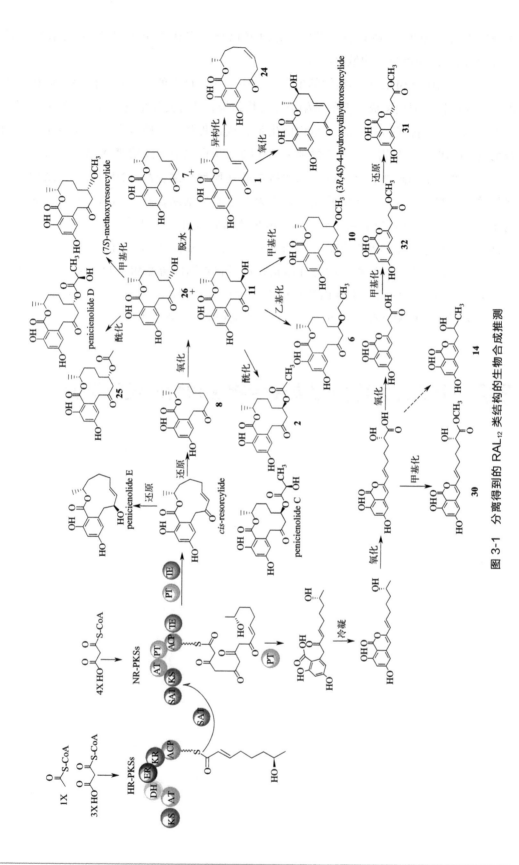

图 3-1 分离得到的 RAL-12 类结构的生物合成推测

十二元大环内酯类化合物研究

4

十二元大环内酯类
化合物的生物活性评价

4.1 化合物作用靶点预测

为了更有针对性地进行化合物的生物活性评价，我们选择最先从菌株 SYP-F-7919 液体发酵产物中分离得到的 7 个单体化合物（**1～6，15**），对其可能的活性作用靶点进行初步筛选。对筛选结果进行分析，发现上述 7 个化合物可能普遍作用于 CBR1 _ HUMAN、MCR _ RAT、MKNK2 _ HUMAN、CP1B1 _ HUMAN、TF65 _ HUMAN 这五个靶点。通过对这些靶点进行文献检索和调研分析，发现它们主要与恶性肿瘤和炎症等疾病相关，靶点筛选结果见表 4-1。基于上述筛选结果，我们预对分离得到的单体化合物进行抗肿瘤和抗炎活性评价。

表 4-1 化合物 1～6 和 15 的靶点预测结果

化合物	结构	靶点筛选结果		
		与肿瘤相关靶点	与炎症相关靶点	其他靶点
1		CBR1_HUMAN,SRC_RAT,MCR_RAT,PGFRA_HUMAN,VGFR3_HUMAN,KIT_HUMAN,MK01_HUMAN,FLT3_HUMAN,MKNK2_HUMAN,TF65_HUMAN,MP2K2_HUMAN,HS90B_HUMAN,CP1B1_HUMAN,HS90A_HUMAN,MP2K1-HUMAN,MP2K7-HUMAN	MCR_RAT,MAPK5_HUMAN,TF65_HUMAN	ACLY_RAT,PLK4_HUMAN
2		CBR1_HUMAN,SRC_RAT,MCR_RAT,PGFRA_HUMAN,VGFR3_HUMAN,KIT_HUMAN,MKNK2_HUMAN,CP1B1_HUMAN,MP2K2_HUMAN,HS90B_HUMAN,TF65_HUMAN,HS90A_HUMAN,MP2K1-HUMAN,MP2K7-HUMAN	MCR_RAT,MAPK5_HUMAN,TF65_HUMAN	HSC82_YEAST,ACLY_RAT,PLK4_HUMAN,KS6A3_HUMAN
3		CBR1_HUMAN,SRC_RAT,MCR_RAT,PGFRA_HUMAN,VGFR3_HUMAN,KIT_HUMAN,MK01-HUMAN,FLT3_HUMAN,MKNK2_HUMAN,MP2K2_HUMAN,CP1B1_HUMAN,HS90B_HUMAN,TF65_HUMAN,HS90A_HUMAN,MP2K1-HUMAN,MP2K7-HUMAN	MCR_RAT,MAPK5_HUMAN,TF65_HUMAN	ACLY_RAT,PLK4_HUMAN

化合物	结构	靶点筛选结果		
		与肿瘤相关靶点	与炎症相关靶点	其他靶点
4		CBR1_HUMAN,SRC_RAT,MCR_RAT,PGFRA_HUMAN,VGFR3_HUMAN,KIT_HUMAN,MK01-HUMAN,FLT3_HUMAN,MKNK2_HUMAN,MP2K2_HUMAN,CP1B1_HUMAN,HS90B_HUMAN,TF65_HUMAN,MP2K1-HUMAN,MP2K7-HUMAN	MCR_RAT,MAPK5_HUMAN,TF65_HUMAN	ACLY_RAT,PLK4_HUMAN
5		CBR1_HUMAN,SRC_RAT,MCR_RAT,PGFRA_HUMAN,VGFR3_HUMAN,KIT_HUMAN,MK01-HUMAN,FLT3_HUMAN,MKNK2_HUMAN,MP2K2_HUMAN,CP1B1_HUMAN,HS90B_HUMAN,TF65_HUMAN,HS90A_HUMAN,MP2K1-HUMAN,MP2K7-HUMAN	MCR_RAT,MAPK5_HUMAN,TF65_HUMAN	ACLY_RAT,PLK4_HUMAN,KIT_HUMAN
6		CBR1_HUMAN,SRC_RAT,MCR_RAT,PGFRA_HUMAN,VGFR3_HUMAN,KIT_HUMAN,FLT3_HUMAN,MKNK2_HUMAN,MP2K2_HUMAN,CP1B1_HUMAN,HS90B_HUMAN,TF65_HUMAN,HS90A_HUMAN	MCR_RAT,MAPK5_HUMAN,TF65_HUMAN	HSC82_YEAST,ACLY_RAT;PLK4_HUMAN,CAH3_BOVIN,BXA1_CLOBH
15		CBR1_HUMAN,MCR_RAT,MKNK2_HUMAN,CP1B1_HUMAN,TF65_HUMAN	MCR_RAT,TF65_HUMAN	PDE5A_RAT

4.2 抗肿瘤活性

4.2.1 化合物对人肿瘤细胞株的生长抑制活性评价

选择乳腺癌细胞（MCF-7）、人白血病细胞（U937）、神经母细胞瘤（SH-SY5Y）、肝癌细胞（HepG2）和肺癌细胞（A549）等五株患病率较高的肿瘤细胞株进行抗肿瘤活性评价，按照如下文 4.2.2 节所述的实验方法对从实验菌株 SYP-F-7919 液体发酵产物中分离得到的 13 个单体化合物（化合物 1~5，7~12，16，18）进行肿瘤细胞生长抑制活性评价，选择紫杉醇（taxol）作为阳性药。

4.2.2 MTT 法评价化合物细胞毒活性

MTT 全称为 3-(4,5-二甲基噻唑-2)-2,5-二苯基四氮唑溴盐，商品名噻唑蓝，是一种黄色的染料。其可以与活细胞线粒体中的琥珀酸脱氢酶反应，生成不溶于水的蓝紫色甲臜结晶并沉积在细胞中，而死细胞无此能力。反应生成的甲臜极易溶于二甲基亚砜（DMSO），之后在酶标仪下测定其吸光度（OD）值，可以间接反映出活细胞的数量，从而评价药物的细胞毒活性。实验流程如下：

（1）肿瘤细胞培养和供试品配制

将乳腺癌细胞（MCF-7）、人白血病细胞（U937）、神经母细胞瘤（SH-SY5Y）、肝癌细胞（HepG2）和肺癌细胞（A549）用含 10% 胎牛血清的 DMEM 培养基，结肠癌细胞（SW480）用含 10% 胎牛血清的 RMPI1640 培养基，分别在含 5% CO_2 的 37℃ 恒温培养箱中培养。将待测样品和阳性药紫杉醇用 DMSO 配置成 50mmol/mL 的储备液，临用前分别用含 10% 胎牛血清的培养基稀释至所需浓度。

（2）活性测定方法

用 DMEM 或 RMPI1640 培养基分别将 MCF-7、U937、HepG2、A549、SW480 和 SH-SY5Y 肿瘤细胞株配制成一定浓度的细胞悬浮液，以每孔 100μL 的体积接种到 96 孔板中，其中 MCF-7、U937、HepG2、A549、SW480 每孔接种细胞数目为 5000～6000 个，SH-SY5Y 每孔接种细胞数目为 8000～9000 个。

将待测样品用培养基稀释至所需浓度，向每孔中加入 100μL 供试品溶液，每孔终体积为 200μL，每个样品设置 3 个复孔。将加样后的 96 孔板在 5% CO_2 的 37℃ 恒温培养箱中培养 24h，向每孔中加入 20μL 的 MTT 溶液。继续在 37℃ 的培养箱中培养 3～4h，终止培养后小心吸出孔内的上清液，完全吸出后，向每孔中加入 150μL 的 DMSO 溶液，轻拍 5～10min 使孔内的甲臜完全溶解。

使用酶标仪在 570nm 下读取各孔的吸收度值，记录结果，之后采用 SPSS Statistics 软件计算化合物的 IC_{50} 值。

4.2.3 活性结果分析

活性测试结果表明，化合物 **2**～**4** 对 MCF-7 和 U937 肿瘤细胞株显示出较强的生长抑制作用（IC_{50} 1.4～11.6μmol/L），对 SH-SY5Y 和 SW480 肿瘤细胞株显示出中等强度的生长抑制作用（IC_{50} 22.7～73.5μmol/L）；化合物 **7** 对 U937 细胞显示出中等强度的生长抑制作用（IC_{50} 21.4μmol/L）；化合物 **18** 对 MCF-7 肿瘤细胞株显示出较强的生长抑制作用（IC_{50} 15.1μmol/L）；其余 8 个化合物对这四株肿瘤细胞均未显示出活性；而进行测试的所有化合物对 HepG2 和 A549 肿瘤细胞株均未显示出活性。活性结果详见图 4-1 和表 4-2。

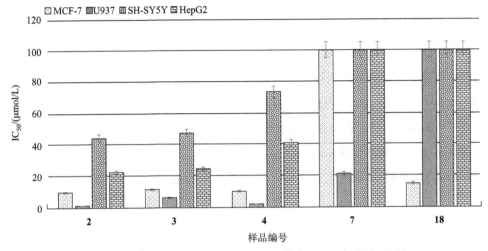

图 4-1　化合物 2～4,7 和 18 对五个肿瘤细胞株的生长抑制活性结果图

表 4-2　被测化合物的细胞毒活性结果（IC_{50}）　　　　单位：μmol/L

化合物	MCF-7	U937	SH-SY5Y	HepG2	SW480	A549
1	>100	>100	>100	>100	>100	>100
2	9.9±0.4	1.4±0.2	44.4±1.4	22.7±1.2	>100	>100
3	11.6±0.2	6.5±0.4	47.6±0.8	24.8±1.9	>100	>100
4	10.5±0.4	2.2±0.1	73.5±1.6	41.2±2.3	>100	>100
5	>100	>100	>100	>100	>100	>100
7	>100	21.4±1.5	>100	>100	>100	>100
8	>100	>100	>100	>100	>100	>100
9	>100	>100	>100	>100	>100	>100
10	>100	>100	>100	>100	>100	>100
11	>100	>100	>100	>100	>100	>100
12	>100	>100	>100	>100	>100	>100
16	>100	>100	>100	>100	>100	>100
18	15.1±0.5	>100	>100	>100	>100	>100
紫杉醇	0.01	0.06	0.4	1.6	1.8	1.5

对以上活性结果进行分析，发现进行肿瘤细胞生长抑制活性测试的十二元大环内酯类化合物中，结构 C-7 位为乙酰氧基或 2-羟基丙酰氧基取代时，其肿瘤细胞生长抑制作用较强，如化合物 2～4（化学结构见表 2-1）；结构 C-7 位为羟基或甲氧基取代或无取代基时，其肿瘤细胞生长抑制作用减弱或者消失，如化合物 7～11（化学结构见表 2-1）。据此著者推测，十二元大环内酯类化合物结构中 C-7 位的乙酰氧基或 2-羟基丙酰氧基可能对其体外肿瘤细胞生长抑制作用产生重要影响，更详细的构效关系还有待深入研究。

4.3 抗肿瘤作用机制研究

基于化合物对人肿瘤细胞生长抑制活性评价结果和 seadock 靶点预测结果，以 MCF-7 肿瘤细胞株为对象，选择其中活性最好且获得的量相对较多的化合物 **2** 作为研究对象，以 MEK1 和 ERK1 为靶点，探讨其诱导 MCF-7 细胞凋亡的作用机制。

MEK1 是 MEK1/2（丝裂原活化蛋白激酶）中的一员，能够磷酸化底物 ERK 的丝氨酸/苏氨酸残基及酪氨酸残基。ERK1/2（细胞外调节蛋白激酶1/2）是细胞内的一类脯氨酸导向的丝氨酸/苏氨酸蛋白激酶，调节着细胞的增殖、分化和存活，在肿瘤侵袭和转移过程中起到中介和放大信号的作用。MEK1 的表达水平升高可以激活 ERK1/2 表达，被激活后的 ERK1/2 进入细胞核内，通过磷酸化作用激活细胞核内的转录因子，从而促进细胞增殖和恶性转化。因此，本书拟通过研究活性化合物干预乳腺癌细胞 MCF-7 后对 MEK/ERK 通路的影响，探讨其诱导 MCF-7 细胞凋亡的分子机制。

4.3.1 化合物 2 与 MEK1 和 ERK1 的模拟分子对接实验

分子对接是一种广泛使用的基于有机小分子（配体）和生物大分子（受体）间相互作用力，预测其结合模式及亲和力的一种计算机模拟技术。首先从蛋白质晶体数据库（PDB）中下载得到 MEK1（PDB ID：3W8Q）和 ERK1（PDB ID：4QTB）的原始三维立体结构文件。然后在 Discovery studio 软件平台下，去掉晶体原始结构文件中的全部水分子，并利用 clean protein 补全蛋白中氨基酸残基中的氢原子，即可得到可用于分子对接实验的蛋白质三维立体结构。之后将化合物 **2** 作为配体分别与 MEK1 和 ERK1 进行对接，最终根据能量打分函数的打分结果，对排在前十位的配体进行进一步的分析。

化合物 **2** 与 MEK1 和 ERK1 的分子对接结果［图 4-2(a),(b)］显示，化合物 **2** 能够分别与 MEK1 蛋白中的五个残基（Ala76，Asn78，Lys97，Gly210，Val211）及 ERK1 蛋白中的两个残基（Lys71，Asp123）形成分子间氢键作用；此外，化合物 **2** 还能够分别与 MEK1 蛋白中的亲脂性残基（Val82）和 ERK1 蛋白中的亲脂性残基（Val56，Ala69，Met125 和 Leu173）产生疏水作用。以上结果均证实化合物 **2** 能够与 MEK1 和 ERK1 中的 ATP 结合位点发生结合。

进一步通过均方根偏差（RMSD）波动分析，对化合物 **2** 与 MEK1 和 ERK1 中残基结合的稳定性进行了评价［图 4-2(c),(d)］，结果表明化合物 **2** 与 MEK1 和 ERK1 蛋白能够快速结合，且稳定性良好。

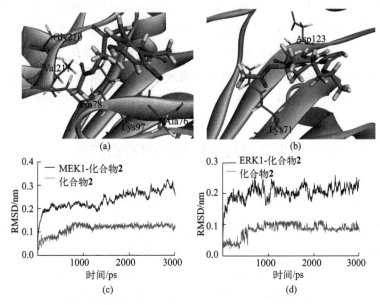

图 4-2　化合物 **2** 与 MEK1 和 ERK1 蛋白上的 ATP 结合位点的结合分析结果

4.3.2　Hoechst 33258 荧光染色法检测细胞凋亡实验

抗肿瘤活性评价结果表明，化合物 **2** 具有较强的抑制 MCF-7 肿瘤细胞增殖的作用，IC_{50} 9.893μmol/L（24h），并呈现一定的时间-浓度依赖关系［图 4-3(a)］。

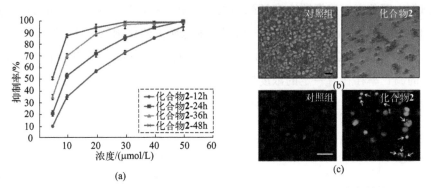

图 4-3　化合物 **2** 诱导 MCF-7 细胞凋亡的 Hoechst 33258 染色结果

Hoechst 33258 是一种无毒且水溶性良好的双苯咪唑类荧光染料，可作为荧光探针与 DNA 分子相结合。在凋亡细胞中，细胞膜对 Hoechst 33258 的摄取提高，Hoechst 33258 与染色体结合增强，呈亮蓝色荧光，而正常细胞只呈现微弱的荧光，死亡细胞则不被染色。将化合物 **2** 处理后的 MCF-7 细胞和正常的 MCF-7 细胞分别于 6 孔板（2.5×10^5 cells/mL）中孵育。24h 后，小心吸弃培养液，加入一定体积的固定液，约 10min 后去除固定液，PBS 淋洗 2 次，每次 3min，吸尽液体。然后向其中加入一定体积的 Hoechst 33258 试剂，染色 5min 后去除染色液，用 PBS 淋洗 2 次后在倒置荧光显微镜下面观察其形态变化情况。结果发现，对照组的 MCF-7 细胞核大而圆，全部蓝染，发出均匀的荧光；而实验组的 MCF-7 细胞经化合物 **2** 处理后 24h 内，细胞膜起泡，细胞大量死亡且细胞核缩小，荧光变得致密，形成凋亡小体（为细胞核碎裂所形成），发生凋亡；[图 4-3（b），（c）]。Hoechst 33258 荧光染色结果进一步证明化合物 **2** 可诱导 MCF-7 肿瘤细胞发生凋亡。

4.3.3 Annexin-V/PI 双染色法检测细胞凋亡实验

Annexin V 是一种分子量为 35.8kD 的 Ca^{2+} 依赖性磷脂结合蛋白，广泛分布于真核细胞胞浆内，参与细胞的信号转导，能够与磷脂酰丝氨酸（phosphatidylserine，PS）特异地结合。碘化丙啶（propidiumiodide，PI）是一种核酸染料。在正常细胞中，PS 主要分布在细胞膜脂质双层的内侧，不被 Annexin V-FITC 和 PI 染色。而在细胞发生凋亡的早期，细胞膜上的 PS 会外翻至细胞的表面，可与 Annexin V 结合并在 FITC 标记下显示出绿色荧光。当细胞处在凋亡后期或坏死后，由于死亡细胞的细胞膜完整性丧失，可以被 Annexin-inV-FITC 和 PI 双重染色。将 MCF-7 细胞接种至 6 孔板中，分别加入不同浓度（$5\mu mol/L$，$10\mu mol/L$，$15\mu mol/L$）的化合物 **2** 后，在 37℃ 下孵育。24h 后，弃去上清液，加入 $500\mu L$ 的 PBS 重悬细胞并计数，之后在 500r/min 下离心 5min，收集细胞。然后加入一定体积的缓冲液、Annexin V-FITC 和 PI 进行染色，染色完成后在流式细胞仪下检测。

Annexin-V/PI 双染色结果如图 4-4 所示，其中红色表示正常细胞，绿色表示凋亡早期的细胞，蓝色表示晚期凋亡和坏死细胞。结果显示，当化合物 **2** 的浓度从 $5\mu mol/L$ 增加至 $10\mu mol/L$ 和 $15\mu mol/L$ 时，早期凋亡细胞所占的比例从 $4.91\% \pm 0.25\%$ 升高到 $10.81\% \pm 2.47\%$（$p < 0.05$）和 $27.53\% \pm 3.21\%$（$p < 0.01$），表明化合物 **2** 与 MCF-7 肿瘤细胞株的凋亡率存在着一定的浓度依赖关系。

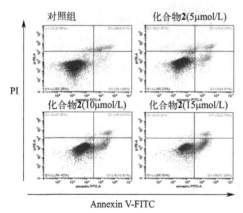
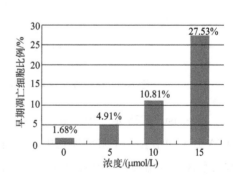

图 4-4 化合物 **2** 诱导 MCF-7 细胞凋亡的 Annexin-V/PI 双染色结果

4.3.4 蛋白质印迹免疫分析实验

蛋白质印迹免疫分析（western blot analysis）是通过特异性抗体对凝胶电泳处理过的细胞或生物组织样品进行着色。通过分析着色的位置和着色深度获得特定蛋白质在所分析的细胞或组织中的表达情况。

通过 Western blot 分析方法，对各组实验细胞中凋亡相关蛋白-Bax 和 Bcl-2 蛋白表达变化进行检测。结果表明，与正常组对比，不同浓度（5μmol/L，10μmol/L，15μmol/L）化合物 **2** 作用后的 MCF-7 细胞，其总蛋白中 Bax 的表达明显增加，Bcl-2 的表达显著下降［图 4-5(a)］，表明 MCF-7 细胞对凋亡的抵抗力下降，发生凋亡；此外，MEK1/2 及 ERK1/2 的磷酸化水平及总的 MEK1/2 和 ERK1/2 表达水平也明显降低，表明 MCF-7 对凋亡诱导配体敏感而发生凋亡［图 4-5(b)］。以上实验结果表明，化合物 **2** 主要通过 MEK/ERK 信号通路诱导 MCF-7 细胞发生凋亡。

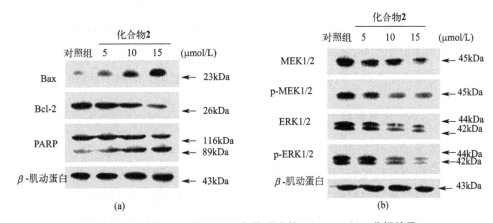

图 4-5　化合物 **2** 诱导 MCF-7 细胞凋亡的 Western blot 分析结果

4.4　抗炎活性

巨噬细胞是机体内重要的一种免疫细胞，具有抗感染、抗肿瘤及免疫调节的作用，同时又是体内炎症介质产生的中心细胞。巨噬细胞被炎症介质激活后会产生 NO，长期过度的产生 NO 则会导致细胞核组织损伤，进而诱导与炎症相关的疾病的发生和发展。因此，抑制活化巨噬细胞产生炎症介质已经成为抗炎药物研究的热点。

本书采用 Griess 法考察了从实验菌株 SYP-F-7919 液体发酵产物中分离得到的 11 个单体化合物（化合物 **1~5，7~12**）和固体发酵产物中分离到的 19 个单体化合物

（**24，27～29，31～39，41～46**）对脂多糖诱导 RAW264.7 细胞释放 NO 的抑制活性，选择氢化可的松（hydrocortisone）作为阳性药。实验流程如下：

（1）小鼠单核巨噬细胞 RAW264.7 的培养

小鼠单核巨噬细胞 RAW264.7 培养于含有 10% 热灭活（56℃，30min）胎牛血清（FBS）、100U/mL 青霉素钠及 100μg/mL 链霉素的 RPMI 1640 培养液中，置于 37℃、5% CO_2 浓度的恒温培养箱中孵育生长。

（2）NO 释放量的测定

Griess 试剂 A：w（N-萘乙二胺盐酸盐）＝0.1% 溶于水中；Griess 试剂 B：w（对氨基苯磺酰胺）＝1% 溶于 φ（H_3PO_4）＝5% 中，使用前等体积混合试剂 A 和 B。将 RAW264.7 细胞用 RPMI1640 培养基配制成 5×10^5 cells/mL 的细胞悬浮液，接种于 96 孔板中（200μL/孔），在 37℃、5% CO_2 的恒温培养箱中培养 1h 后，每孔加入 LPS（终浓度 1μg/mL）和不同浓度的待测样品，同时设置 LPS 组（不加被测试样品）和空白对照组（等体积 DMSO），每个样品设置 4 个复孔。在 37℃、5% CO_2 的恒温培养箱中培养 24h 后，吸取培养液上清 100μL 至酶标板中，加入等体积的 Griess 试剂。室温反应 10min 后，用酶联免疫检测仪在 540nm 测定吸光度。用浓度分别为 1μmol/L、5μmol/L、10μmol/L、50μmol/L 的 $NaNO_2$ 绘制标准曲线，根据 $NaNO_2$ 标准曲线计算细胞培养上清液中 NO_2^- 的浓度以及对 NO 释放的抑制率，抑制率计算公式为：

$$NO \text{ 释放抑制率}(\%) = 100 \times \frac{[NO_2^-]_{LPS} - [NO_2^-]_{LPS+\text{样品}}}{[NO_2^-]_{LPS} - [NO_2^-]_{\text{空白}}}$$

测试结果显示，有 16 个化合物（**2～5，7，8，10，11，24，27，28，29，31，32，37，41**）显示出不同程度的 NO 释放抑制活性，其中化合物 **2～4、7、29、32** 和 **37** 显示出强于阳性药氢化可的松的活性，化合物 **28、31** 和 **41** 显示出与阳性药相当的活性，化合物 **5、8、10、11** 和 **24** 显示出弱于阳性药的活性。所有进行测试的化合物中，化合物 **27、33** 和 **34** 在 100μmol/L 时具有毒性，无法确定化合物本身的抑制 NO 释放活性，故不认为这 3 个化合物具有 NO 释放抑制作用。各化合物 IC_{50} 结果见图 4-6 和表 4-3。

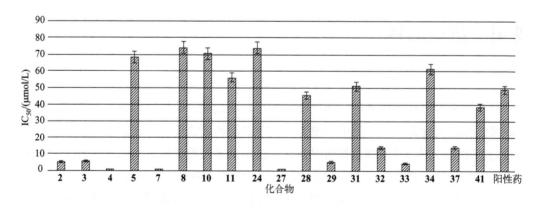

图 4-6　化合物对脂多糖诱导 RAW264.7 细胞释放 NO 的抑制活性结果

表 4-3 化合物对脂多糖诱导 RAW264.7 细胞释放 NO 的抑制率结果表

化合物编号	$IC_{50}/(\mu mol/L)$	化合物编号	$IC_{50}/(\mu mol/L)$
1	＞100	32	14.1 ± 0.9
2	5.5 ± 0.4	33	4.7 ± 0.3 [*]
3	5.8 ± 0.5	34	61.3 ± 3.6 [*]
4	1.2 ± 0.1	35	＞100
5	68.4 ± 4.5	36	＞100
7	0.7 ± 0.1	37	14.1 ± 1.0
8	73.9 ± 7.2	38	＞100
9	＞100	39	＞100
10	70.5 ± 6.6	41	38.5 ± 2.6
11	55.9 ± 3.2	42	＞100
12	＞100	43	＞100
24	73.5 ± 4.5	44	＞100
27	1.1 ± 0.1 [*]	45	＞100
28	45.3 ± 2.8	46	＞100
29	5.4 ± 0.5	氢化可的松	48.7 ± 3.3
31	51.0 ± 3.4		

注：* 表示经过 MTT 毒性检查，细胞生存率＜80％，有毒性。

5

核磁图谱

化合物 1

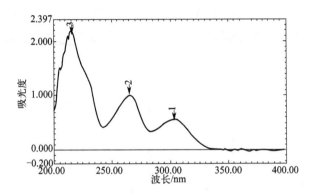

化合物 1 的紫外光谱图

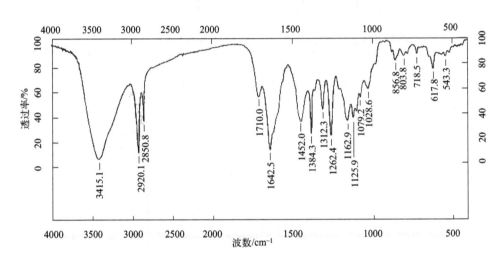

化合物 1 的红外光谱图

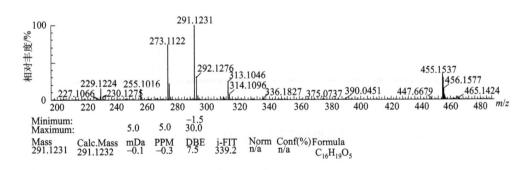

Minimum:				−1.5				
Maximum:		5.0	5.0	30.0				
Mass	Calc.Mass	mDa	PPM	DBE	i-FIT	Norm	Conf(%)	Formula
291.1231	291.1232	−0.1	−0.3	7.5	339.2	n/a	n/a	$C_{16}H_{19}O_5$

化合物 1 的高分辨质谱 (HR-ESI-MS) 图

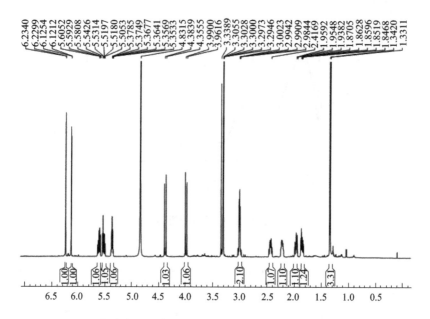

化合物 **1** 的 ¹H-NMR 谱 （600MHz，CD₃OD）

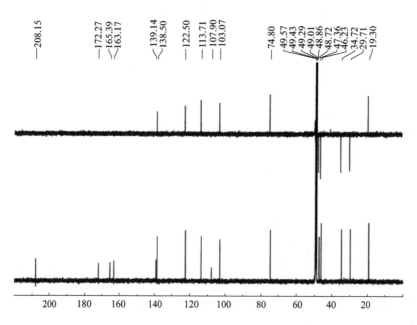

化合物 **1** 的 ¹³C-NMR 和 DEPT135 叠加谱图 （150MHz，CD₃OD）

十二元大环内酯类化合物研究

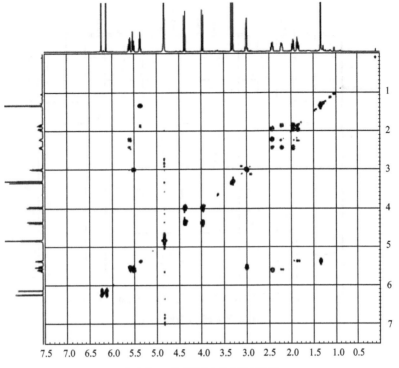

化合物 **1** 的 ¹H-¹H COSY 谱图

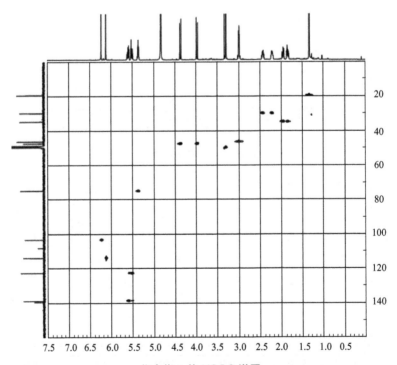

化合物 **1** 的 HSQC 谱图

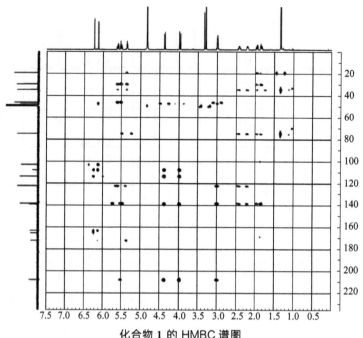

化合物 1 的 HMBC 谱图

化合物 2

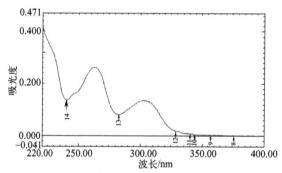

化合物 2 的紫外光谱图

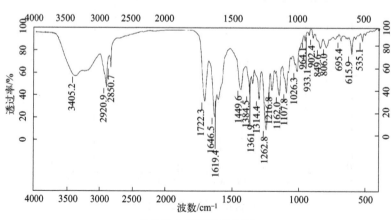

化合物 2 的红外光谱图

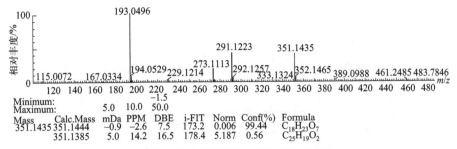

Minimum:			−1.5					
Maximum:	5.0	10.0	50.0					
Mass	Calc.Mass	mDa	PPM	DBE	i-FIT	Norm	Conf(%)	Formula
351.1435	351.1444	−0.9	−2.6	7.5	173.2	0.006	99.44	$C_{18}H_{23}O_7$
	351.1385	5.0	14.2	16.5	178.4	5.187	0.56	$C_{25}H_{19}O_2$

化合物 **2** 的高分辨质谱 (HR-ESI-MS) 图

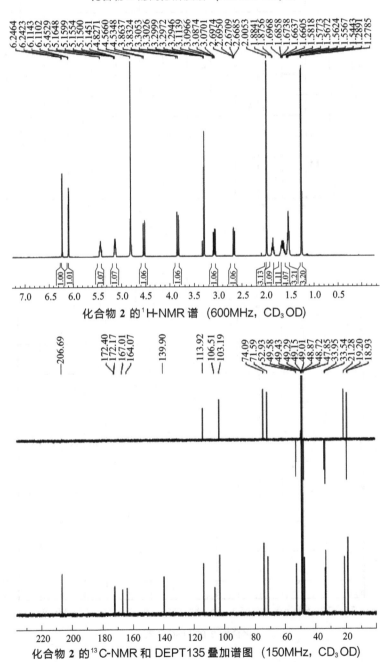

化合物 **2** 的 ¹H-NMR 谱 (600MHz, CD₃OD)

化合物 **2** 的 ¹³C-NMR 和 DEPT135 叠加谱图 (150MHz, CD₃OD)

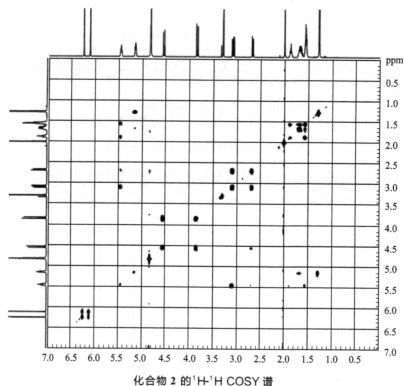

化合物 2 的 ¹H-¹H COSY 谱

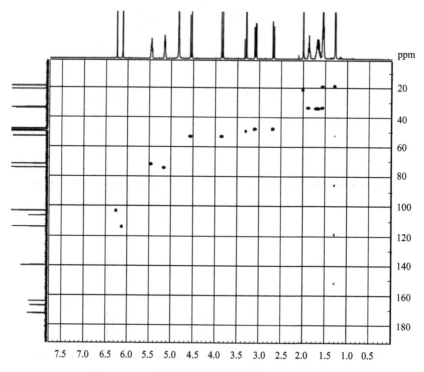

化合物 2 的 HSQC 谱

十二元大环内酯类化合物研究

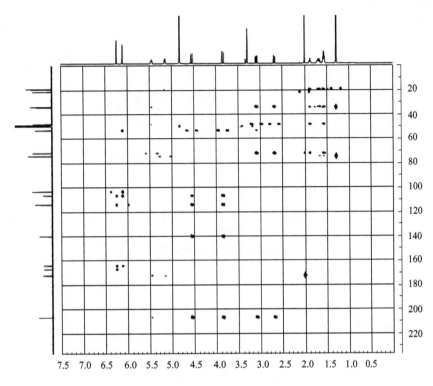

化合物 2 的 HMBC 谱

化合物 3

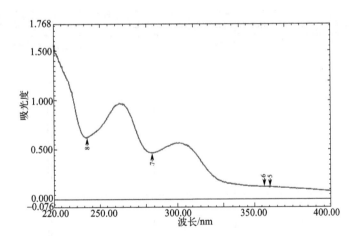

化合物 3 的紫外光谱图

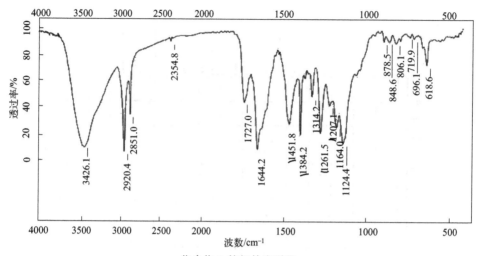

化合物 3 的红外光谱图

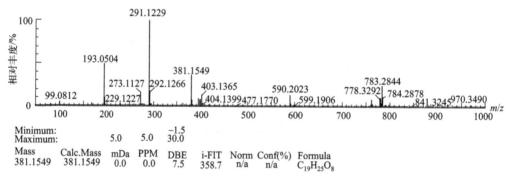

Minimum:			-1.5				
Maximum:	5.0	5.0	30.0				
Mass	Calc.Mass	mDa	PPM	DBE	i-FIT	Norm Conf(%)	Formula
381.1549	381.1549	0.0	0.0	7.5	358.7	n/a n/a	$C_{19}H_{25}O_8$

化合物 3 的高分辨质谱（HR-ESI-MS）图

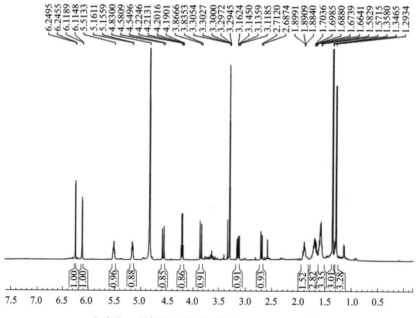

化合物 3 的 ^{1}H-NMR 谱（600MHz，CD$_3$OD）

十二元大环内酯类化合物研究

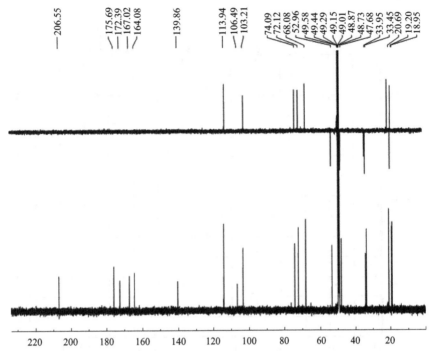

化合物 **3** 的 ^{13}C-NMR 和 DEPT135 叠加谱图 （150MHz，CD$_3$OD）

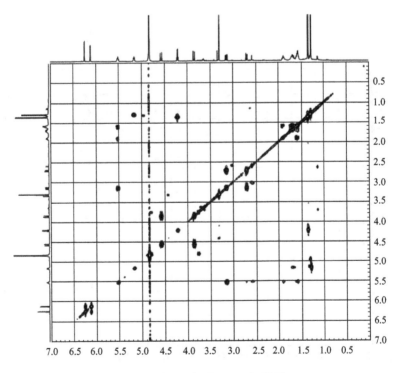

化合物 **3** 的 ^{1}H-^{1}H COSY 谱图

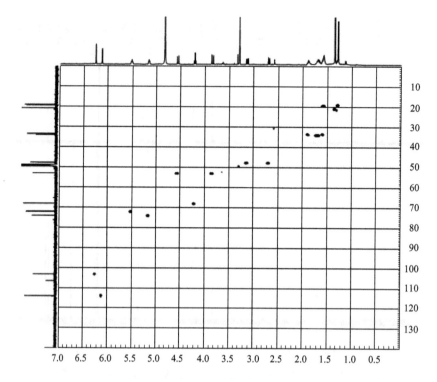

化合物 3 的 HSQC 谱图

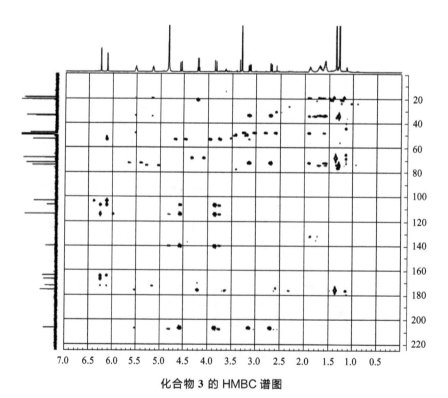

化合物 3 的 HMBC 谱图

十二元大环内酯类化合物研究

化合物 4

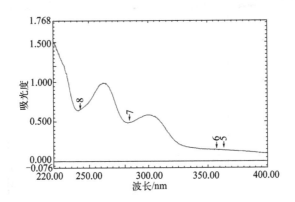

化合物 4 的紫外光谱图

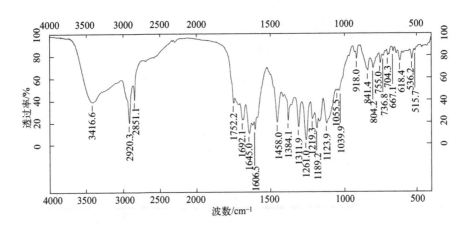

化合物 4 的红外光谱图

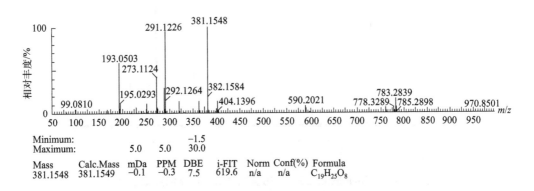

Mass	Calc.Mass	mDa	PPM	DBE	i-FIT	Norm	Conf(%)	Formula
		Minimum:		−1.5				
		Maximum:	5.0	5.0	30.0			
381.1548	381.1549	−0.1	−0.3	7.5	619.6	n/a	n/a	$C_{19}H_{25}O_8$

化合物 4 的高分辨质谱（HR-ESI-MS）图

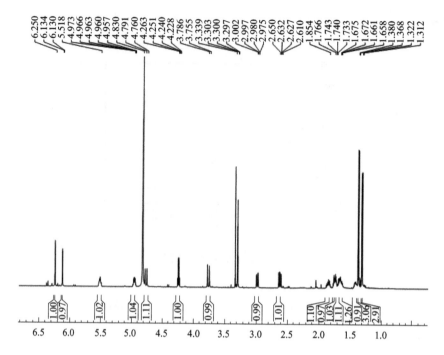

化合物 **4** 的 ^{1}H-NMR 谱 （600MHz，CD_3OD）

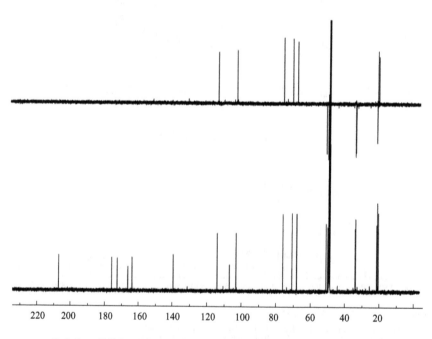

化合物 **4** 的 ^{13}C-NMR 和 DEPT135 叠加谱图 （150MHz，CD_3OD）

十二元大环内酯类化合物研究

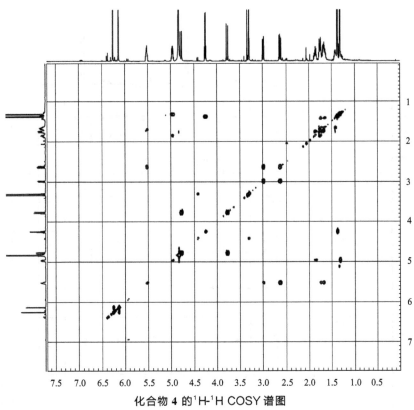
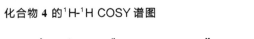

化合物 4 的 ¹H-¹H COSY 谱图

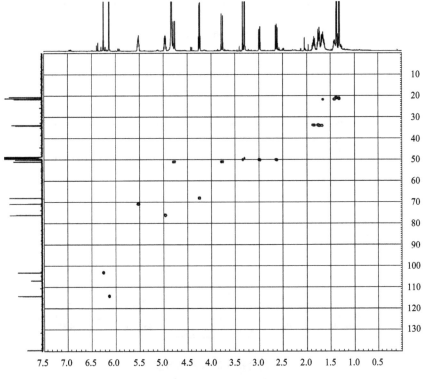

化合物 4 的 HSQC 谱图

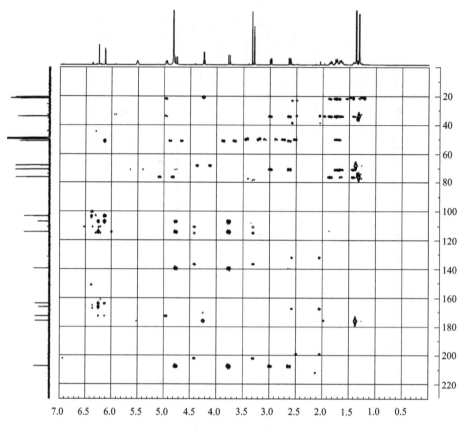

化合物 4 的 HMBC 谱图

化合物 5

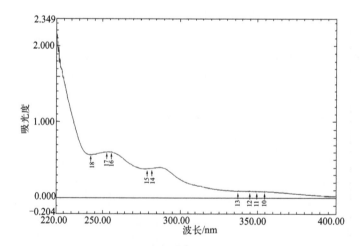

化合物 5 的紫外光谱图

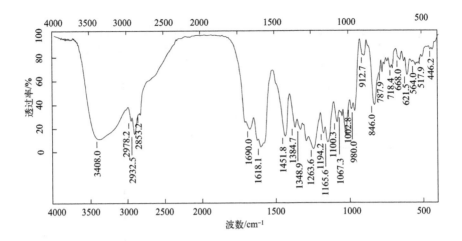

化合物 **5** 的红外光谱图

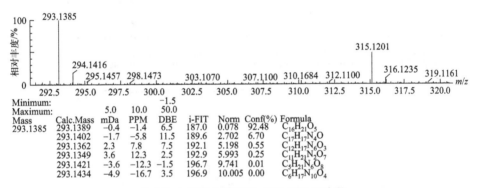

Mass	Calc.Mass	mDa	PPM	DBE	i-FIT	Norm	Conf(%)	Formula
293.1385	293.1389	−0.4	−1.4	6.5	187.0	0.078	92.48	$C_{16}H_{21}O_5$
	293.1402	−1.7	−5.8	11.5	189.6	2.702	6.70	$C_{17}H_{17}N_4O$
	293.1362	2.3	7.8	7.5	192.1	5.198	0.55	$C_{12}H_{17}N_6O_3$
	293.1349	3.6	12.3	2.5	192.9	5.993	0.25	$C_{11}H_{21}N_2O_7$
	293.1421	−3.6	−12.3	−1.5	196.7	9.741	0.01	$C_5H_{21}N_6O_8$
	293.1434	−4.9	−16.7	3.5	196.9	10.005	0.00	$C_6H_{17}N_{10}O_4$

Minimum: −1.5
Maximum: 5.0 10.0 50.0

化合物 **5** 的高分辨质谱 (HR-ESI-MS) 图

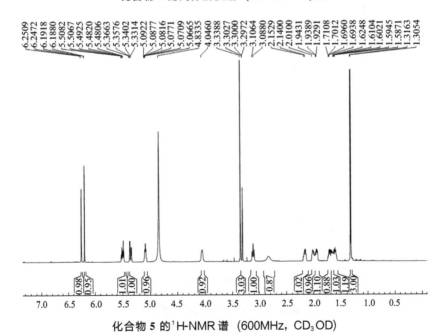

化合物 **5** 的 ^{1}H-NMR 谱 (600MHz, CD₃OD)

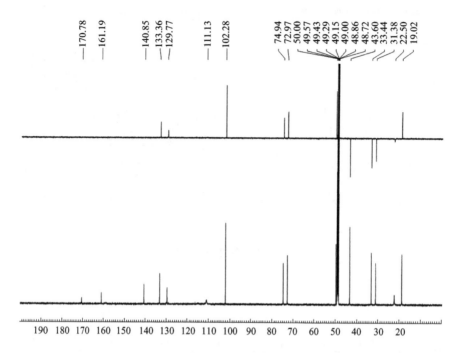

化合物 **5** 的 ^{13}C-NMR 和 DEPT135 叠加谱图 （150MHz，CD$_3$OD）

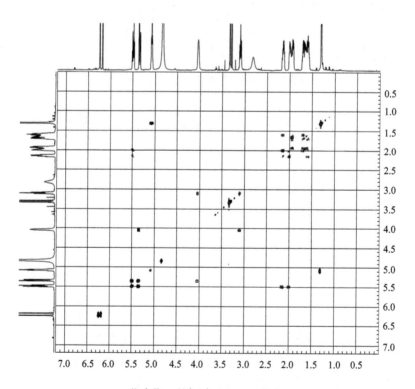

化合物 **5** 的 ^{1}H-^{1}H COSY 谱图

十二元大环内酯类化合物研究

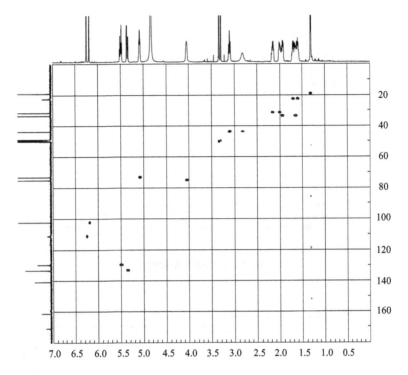

化合物 **5** 的 HSQC 谱图

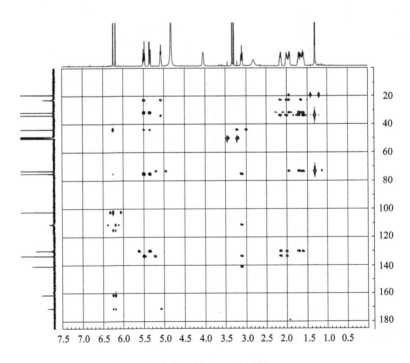

化合物 **5** 的 HMBC 谱图

化合物 6

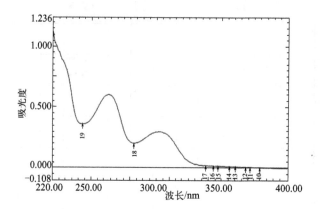

化合物 6 的紫外光谱图

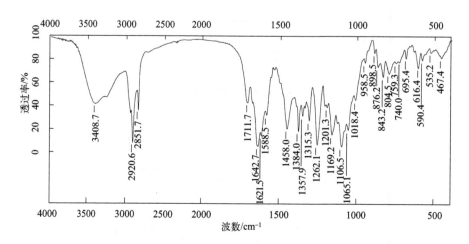

化合物 6 的红外光谱图

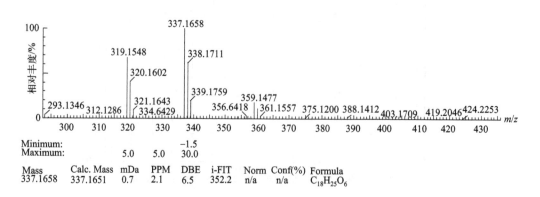

Mass	Calc. Mass	mDa	PPM	DBE	i-FIT	Norm	Conf(%)	Formula
		Minimum:		-1.5				
		Maximum:	5.0	5.0	30.0			
337.1658	337.1651	0.7	2.1	6.5	352.2	n/a	n/a	$C_{18}H_{25}O_6$

化合物 6 的高分辨质谱（HR-ESI-MS）图

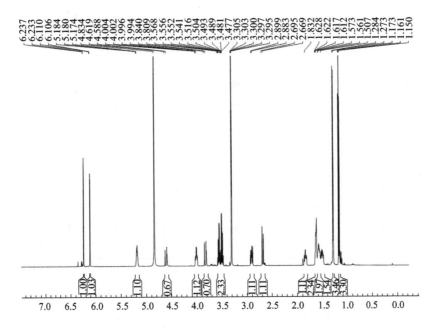

化合物 6 的 ¹H-NMR 谱 （600MHz，CD₃OD）

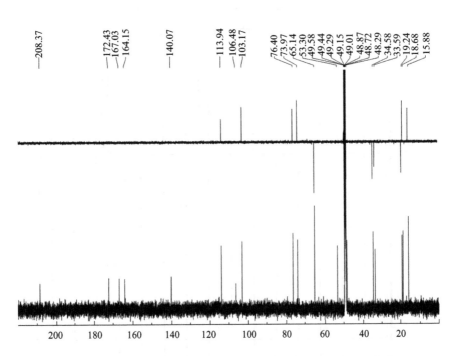

化合物 6 的 ¹³C-NMR 和 DEPT135 叠加谱图 （150MHz，CD₃OD）

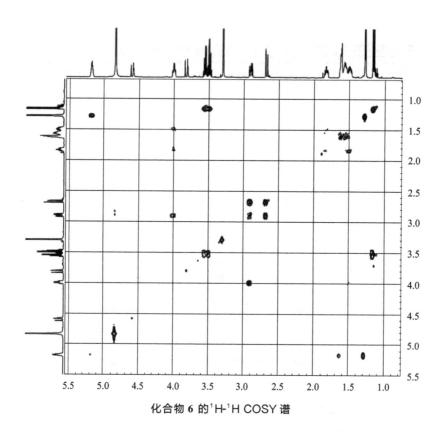

化合物 **6** 的¹H-¹H COSY 谱

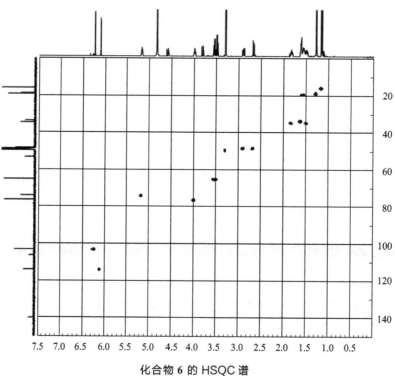

化合物 **6** 的 HSQC 谱

十二元大环内酯类化合物研究

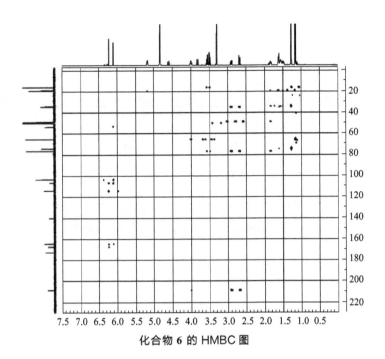

化合物 **6** 的 HMBC 图

化合物 **13**

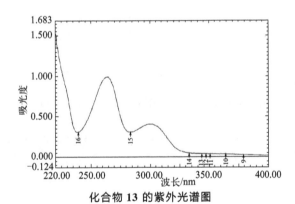

化合物 **13** 的紫外光谱图

化合物 **13** 的红外光谱图

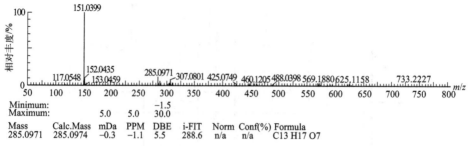

Mass	Calc.Mass	mDa	PPM	DBE	i-FIT	Norm	Conf(%)	Formula
Minimum:				-1.5				
Maximum:		5.0	5.0	30.0				
285.0971	285.0974	-0.3	-1.1	5.5	288.6	n/a	n/a	C13 H17 O7

化合物 **13** 的高分辨质谱（HR-ESI-MS）图

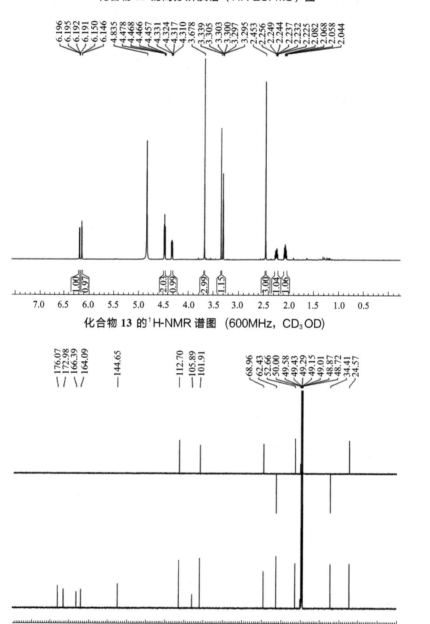

化合物 **13** 的 ^{1}H-NMR 谱图 （600MHz，CD$_3$OD）

化合物 **13** 的 ^{13}C-NMR 和 DEPT135 叠加谱图 （150MHz，CD$_3$OD）

十二元大环内酯类化合物研究

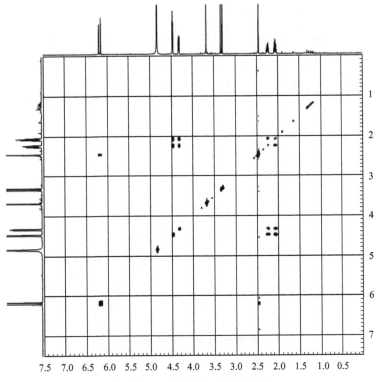

化合物 13 的 ^{1}H-^{1}H COSY 谱图

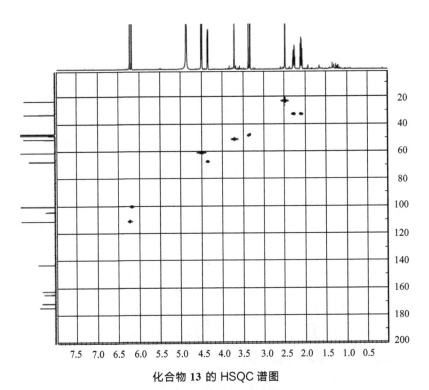

化合物 13 的 HSQC 谱图

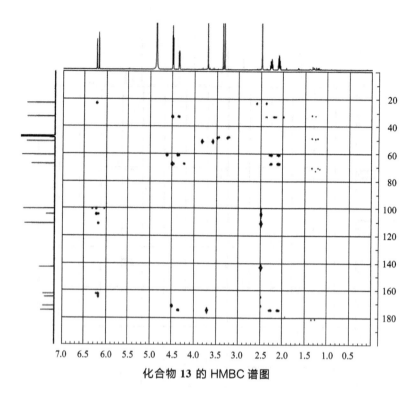

化合物 **13** 的 HMBC 谱图

化合物 **24**

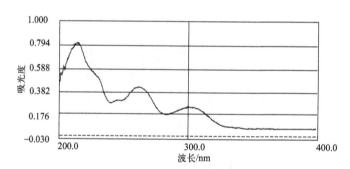

化合物 **24** 的紫外光谱图

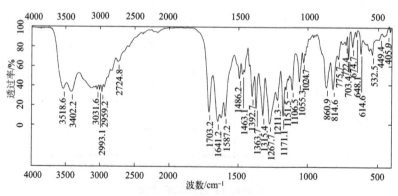

化合物 **24** 的红外光谱图

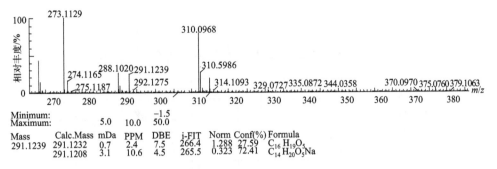

Minimum:								
Maximum:		5.0	10.0	−1.5 50.0				
Mass	Calc.Mass	mDa	PPM	DBE	i-FIT	Norm	Conf(%)	Formula
291.1239	291.1232	0.7	2.4	7.5	266.4	1.288	27.59	$C_{16}H_{19}O_5$
	291.1208	3.1	10.6	4.5	265.5	0.323	72.41	$C_{14}H_{20}O_5Na$

化合物 **24** 的高分辨质谱（HR-ESI-MS）图

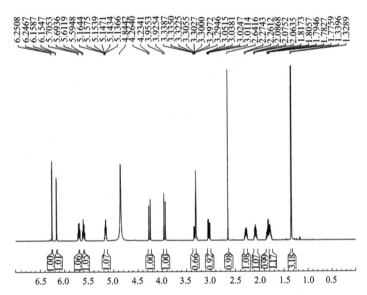

化合物 **24** 的 ^{1}H-NMR 谱图 （600MHz，CD_3OD）

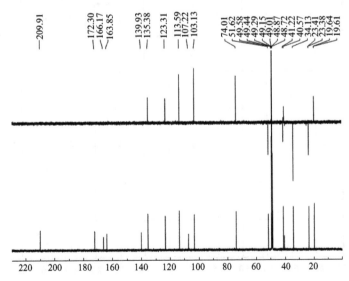

化合物 **24** 的 ^{13}C-NMR 和 DEPT135 叠加谱图 （150MHz，CD_3OD）

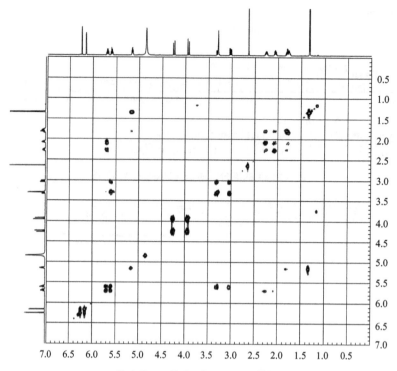

化合物 **24** 的 ¹H-¹H COSY 谱图

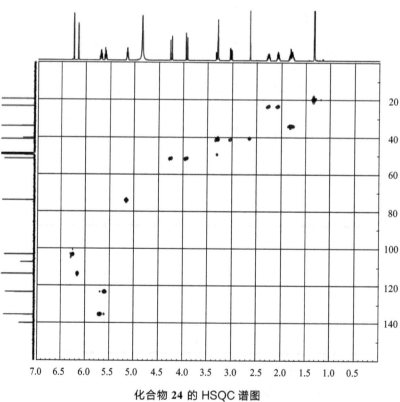

化合物 **24** 的 HSQC 谱图

十二元大环内酯类化合物研究

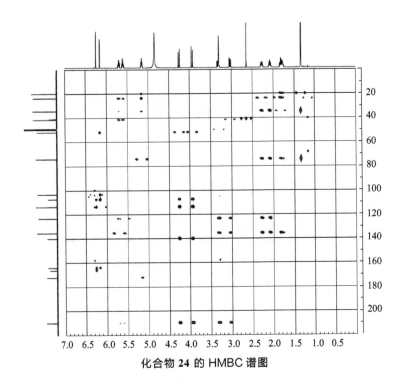

化合物 **24** 的 HMBC 谱图

化合物 **25**

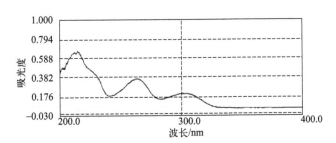

化合物 **25** 的紫外光谱图

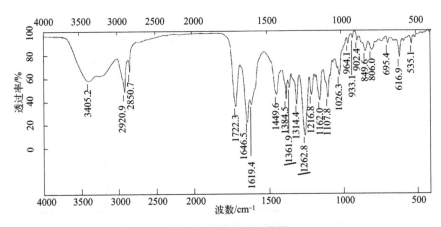

化合物 **25** 的红外光谱图

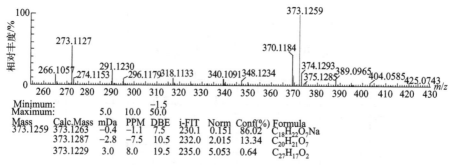

Minimum: -1.5

Mass	Calc.Mass	mDa	PPM	DBE	i-FIT	Norm	Conf(%)	Formula
373.1259	373.1263	-0.4	-1.1	7.5	230.1	0.151	86.02	$C_{18}H_{22}O_7Na$
	373.1287	-2.8	-7.5	10.5	232.0	2.015	13.34	$C_{20}H_{21}O_7$
	373.1229	3.0	8.0	19.5	235.0	5.053	0.64	$C_{27}H_{17}O_2$

化合物 **25** 的高分辨质谱（HR-ESI-MS）图

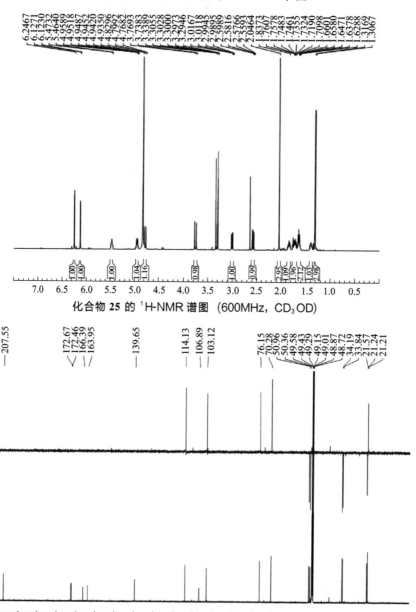

化合物 **25** 的 ¹H-NMR 谱图（600MHz，CD₃OD）

化合物 **25** 的 ¹³C-NMR 和 DEPT135 叠加谱图（150MHz，CD₃OD）

十二元大环内酯类化合物研究

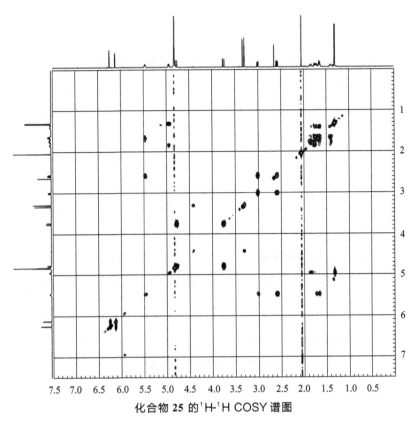

化合物 **25** 的 ^{1}H-^{1}H COSY 谱图

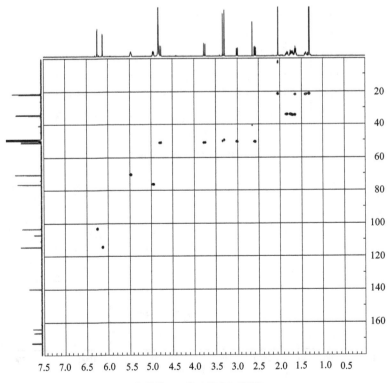

化合物 **25** 的 HSQC 谱图

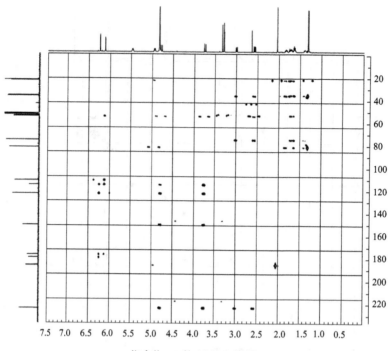

化合物 **25** 的 HMBC 谱图

化合物 **28**

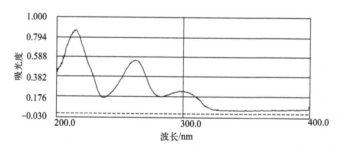

化合物 **28** 的紫外光谱图

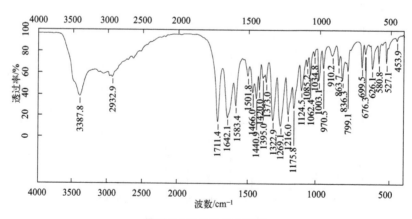

化合物 **28** 的红外光谱图

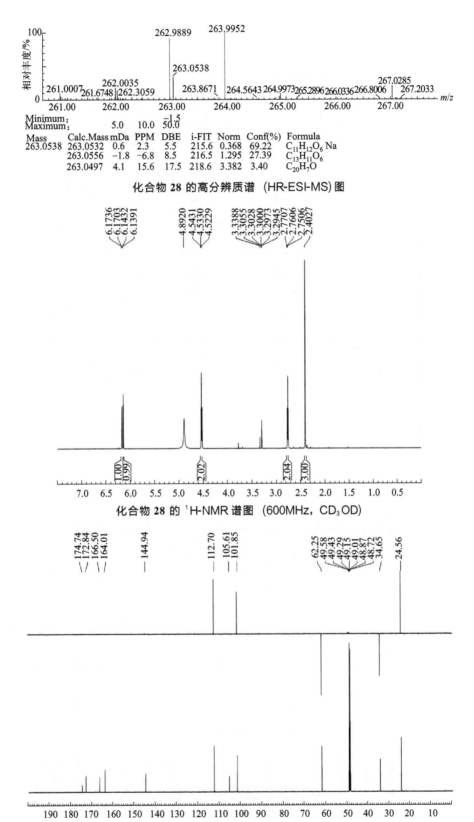

化合物 **28** 的高分辨质谱 (HR-ESI-MS)图

Mass	Calc.Mass	mDa	PPM	DBE	i-FIT	Norm	Conf(%)	Formula
263.0538	263.0532	0.6	2.3	5.5	215.6	0.368	69.22	$C_{11}H_{12}O_6$ Na
	263.0556	-1.8	-6.8	8.5	216.5	1.295	27.39	$C_{13}H_{11}O_6$
	263.0497	4.1	15.6	17.5	218.6	3.382	3.40	$C_{20}H_7O$

Minimum: 　　　 -1.5
Maximum: 　5.0　10.0　50.0

化合物 **28** 的 ^{1}H-NMR 谱图 (600MHz，CD_3OD)

化合物 **28** 的 ^{13}C-NMR 和 DEPT135 叠加谱图 (150MHz，CD_3OD)

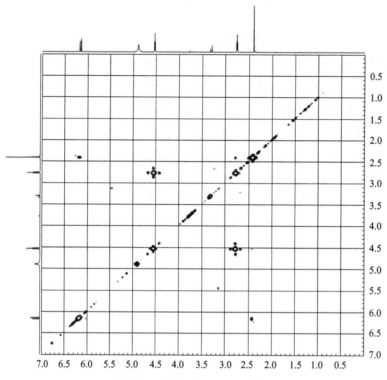

化合物 **28** 的 ¹H-¹H COSY 谱图

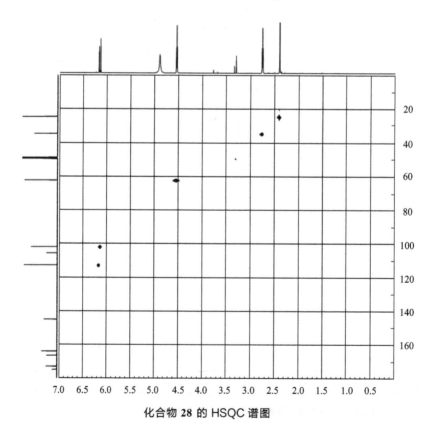

化合物 **28** 的 HSQC 谱图

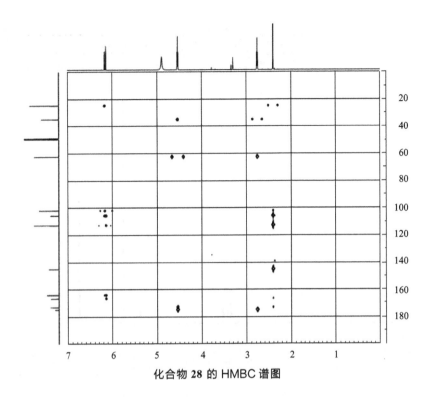

化合物 **28** 的 HMBC 谱图

化合物 **30**

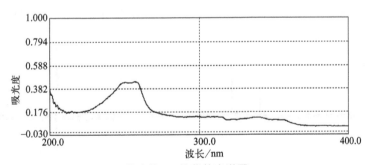

化合物 **30** 的紫外光谱图

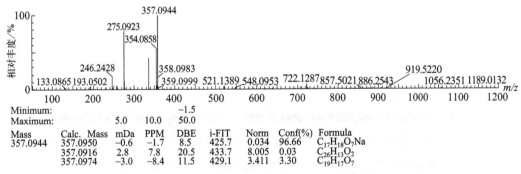

Mass	Calc. Mass	mDa	PPM	DBE	i-FIT	Norm	Conf(%)	Formula
Minimum:				−1.5				
Maximum:		5.0	10.0	50.0				
357.0944	357.0950	−0.6	−1.7	8.5	425.7	0.034	96.66	$C_{17}H_{18}O_7Na$
	357.0916	2.8	7.8	20.5	433.7	8.005	0.03	$C_{26}H_{13}O_2$
	357.0974	−3.0	−8.4	11.5	429.1	3.411	3.30	$C_{19}H_{17}O_7$

化合物 **30** 的高分辨质谱（HR-ESI-MS）图

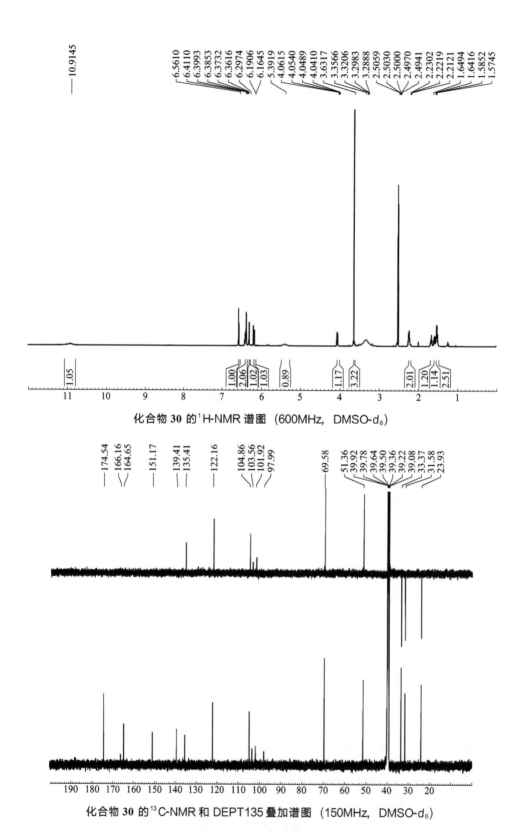

化合物 **30** 的 ^{1}H-NMR 谱图 （600MHz，DMSO-d_6）

化合物 **30** 的 ^{13}C-NMR 和 DEPT135 叠加谱图 （150MHz，DMSO-d_6）

十二元大环内酯类化合物研究

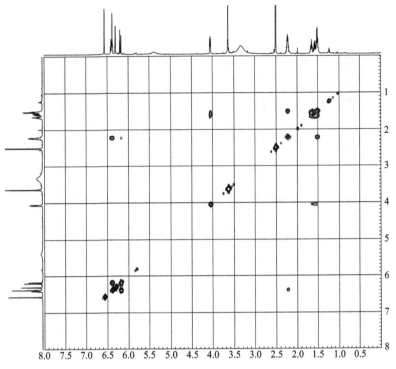

化合物 **30** 的 ¹H-¹H COSY 谱图

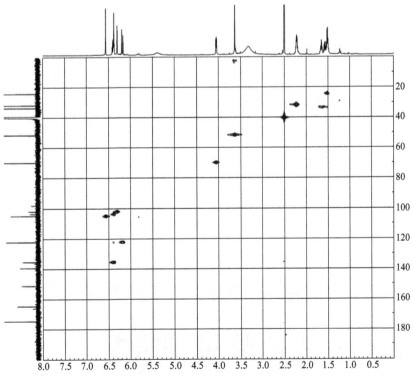

化合物 **30** 的 HSQC 谱图

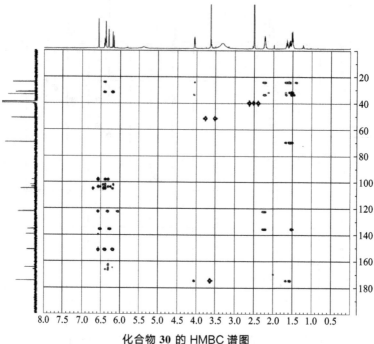

化合物 **30** 的 HMBC 谱图

化合物 **31**

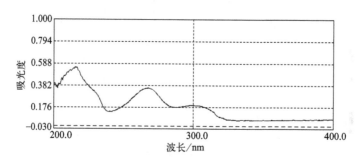

化合物 **31** 的紫外光谱图

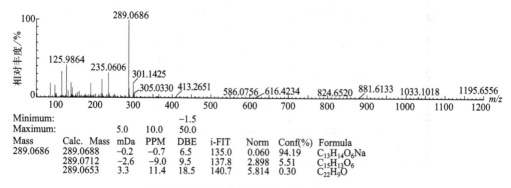

Minimum:				-1.5				
Maximum:		5.0	10.0	50.0				
Mass	Calc. Mass	mDa	PPM	DBE	i-FIT	Norm	Conf(%)	Formula
289.0686	289.0688	-0.2	-0.7	6.5	135.0	0.060	94.19	$C_{13}H_{14}O_6Na$
	289.0712	-2.6	-9.0	9.5	137.8	2.898	5.51	$C_{15}H_{13}O_6$
	289.0653	3.3	11.4	18.5	140.7	5.814	0.30	$C_{22}H_9O$

化合物 **31** 的高分辨质谱（HR-ESI-MS）图

十二元大环内酯类化合物研究

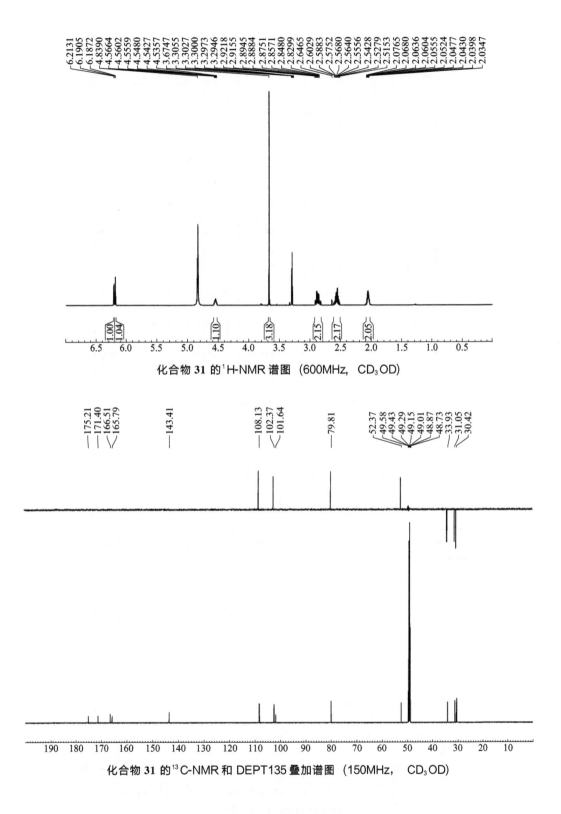

化合物 **31** 的 ^{1}H-NMR 谱图 （600MHz， CD$_3$OD）

化合物 **31** 的 ^{13}C-NMR 和 DEPT135 叠加谱图 （150MHz， CD$_3$OD）

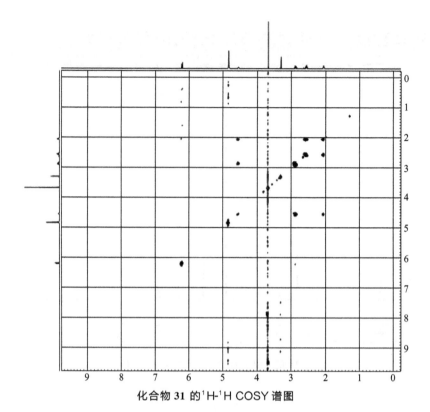

化合物 31 的 ¹H-¹H COSY 谱图

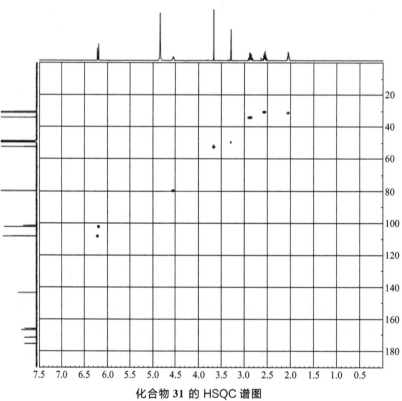

化合物 31 的 HSQC 谱图

十二元大环内酯类化合物研究

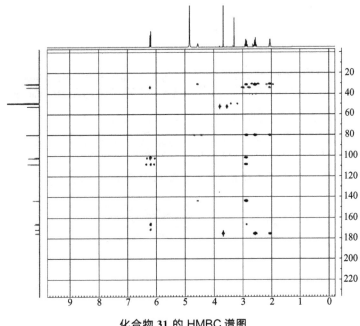

化合物 31 的 HMBC 谱图

化合物 32

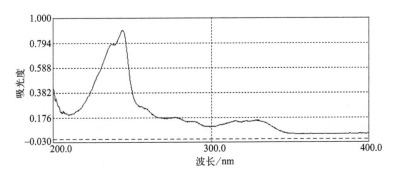

化合物 32 的紫外光谱图

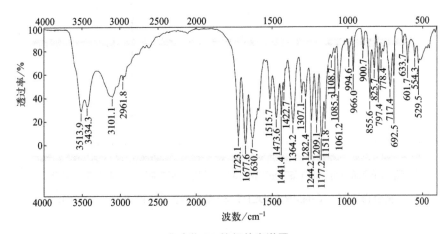

化合物 32 的红外光谱图

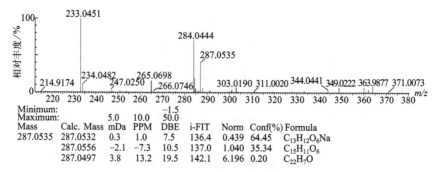

Minimum:				−1.5				
Maximum:		5.0	10.0	50.0				
Mass	Calc. Mass	mDa	PPM	DBE	i-FIT	Norm	Conf(%)	Formula
287.0535	287.0532	0.3	1.0	7.5	136.4	0.439	64.45	$C_{13}H_{12}O_6Na$
	287.0556	−2.1	−7.3	10.5	137.0	1.040	35.34	$C_{15}H_{11}O_6$
	287.0497	3.8	13.2	19.5	142.1	6.196	0.20	$C_{22}H_7O$

化合物 **32** 的高分辨质谱（HR-ESI-MS）图

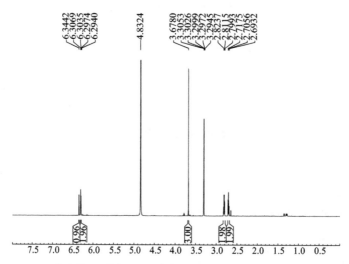

化合物 **32** 的 ^{1}H-NMR 谱图 （600MHz， CD_3OD）

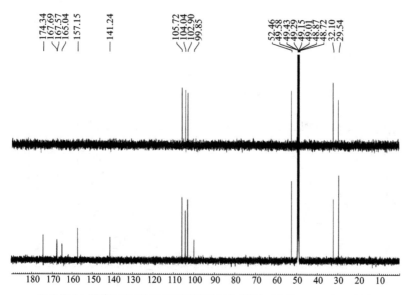

化合物 **32** 的 ^{13}C-NMR 和 DEPT135 叠加谱图 （150MHz， CD_3OD）

十二元大环内酯类化合物研究

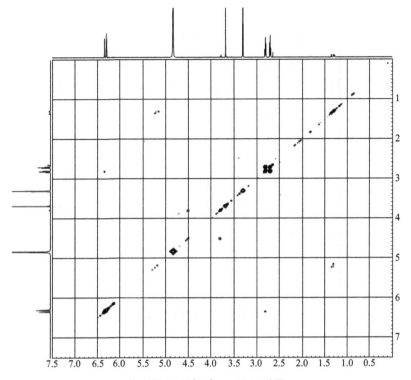

化合物 **32** 的 ^{1}H-^{1}H COSY 谱图

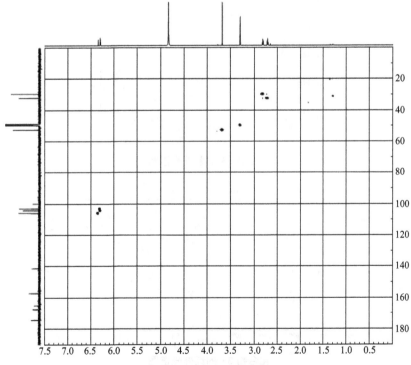

化合物 **32** 的 HSQC 谱图

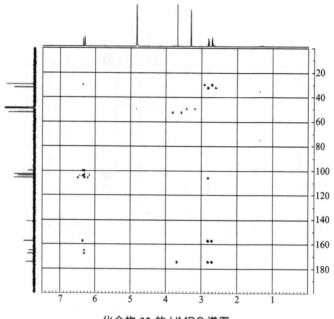

化合物 **32** 的 HMBC 谱图

化合物 **33**

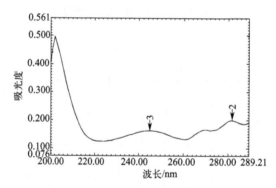

化合物 **33** 的紫外光谱图

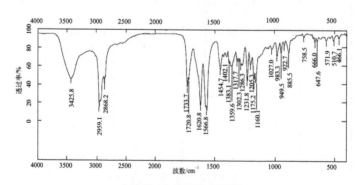

化合物 **33** 的红外光谱图

十二元大环内酯类化合物研究

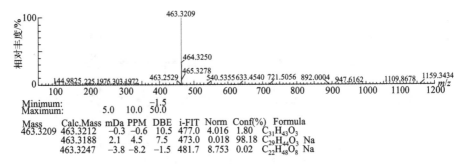

Mass	Calc.Mass	mDa	PPM	DBE	i-FIT	Norm	Conf(%)	Formula
463.3209	463.3212	-0.3	-0.6	10.5	477.0	4.016	1.80	$C_{31}H_{43}O_3$
	463.3188	2.1	4.5	7.5	473.0	0.018	98.18	$C_{29}H_{44}O_3$ Na
	463.3247	-3.8	-8.2	-1.5	481.7	8.753	0.02	$C_{22}H_{48}O_8$ Na

Minimum:　　　　　　　-1.5
Maximum:　　5.0　10.0　50.0

化合物 **33** 的高分辨质谱（HR-ESI-MS）图

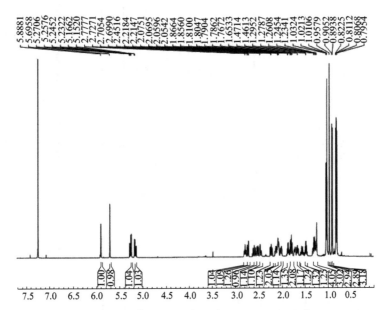

化合物 **33** 的 ^{1}H-NMR 谱图 （600MHz， CDCl$_3$）

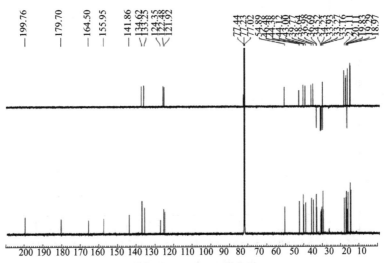

化合物 **33** 的 ^{13}C-NMR 和 DEPT135 叠加谱图 （150MHz， CDCl$_3$）

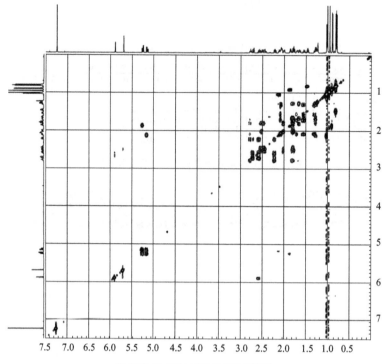

化合物 **33** 的 ¹H-¹H COSY 谱图

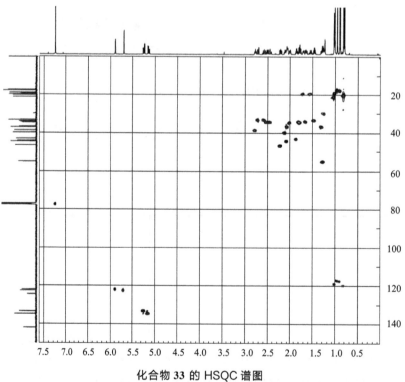

化合物 **33** 的 HSQC 谱图

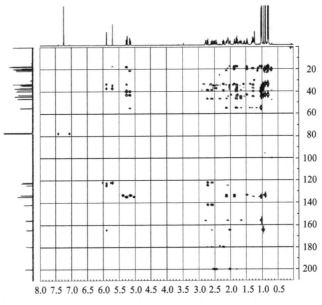

化合物 33 的 HMBC 谱图

化合物 37

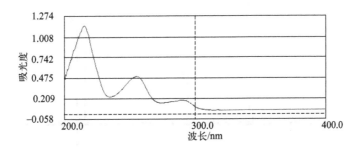

化合物 37 的紫外光谱图

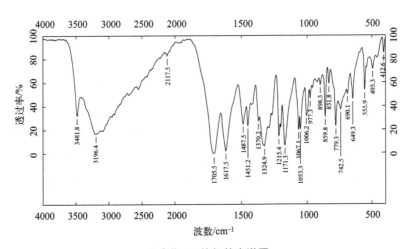

化合物 37 的红外光谱图

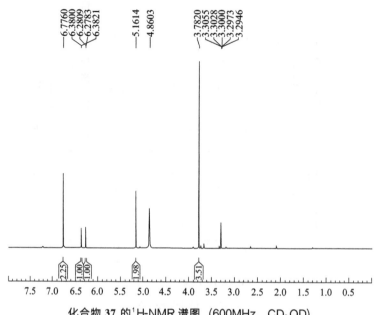

化合物 **37** 的 ^{1}H-NMR 谱图 （600MHz， CD$_3$OD）

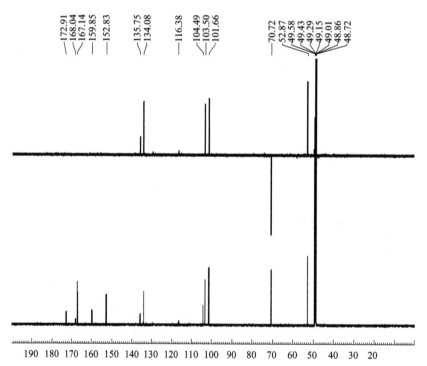

化合物 **37** 的 ^{13}C-NMR 和 DEPT135 叠加谱图 （150MHz， CD$_3$OD）

十二元大环内酯类化合物研究

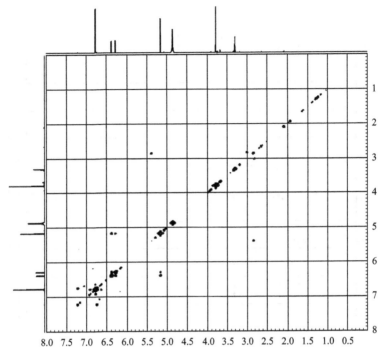

化合物 37 的 ^{1}H-^{1}H COSY 谱图

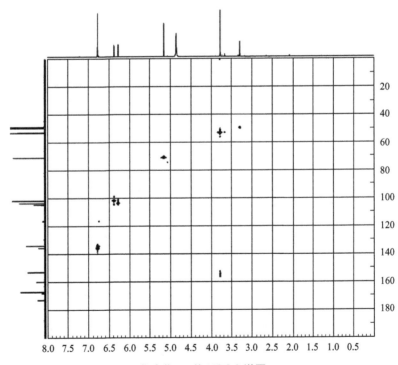

化合物 37 的 HSQC 谱图

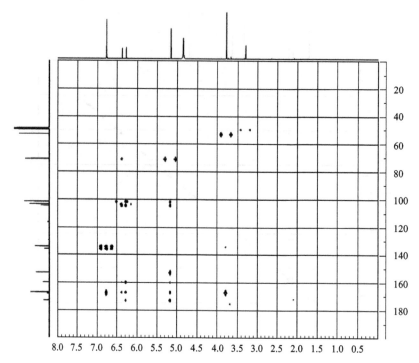

化合物 **37** 的 HMBC 谱图

十二元大环内酯类化合物研究

缩略语说明

缩略语	全称	中文名称
^{1}H-NMR		核磁共振氢谱
^{13}C-NMR		核磁共振碳谱
2D NMR	two dimensional NMR	二维核磁共振图谱
C. C.	chromatographic column	色谱柱
ODS	octadecyl silane	十八烷基键合硅胶
IC_{50}	half maximal inhibitory concentration	半数抑制浓度
ECD	electronic circular dichroism	电子圆二色谱
^{1}H-^{1}H COSY	^{1}H-^{1}H correlation spectroscopy	同核化学位移相关谱
DEPT	distortionless enhancement by polarization transfer	不失真的极化转移增强谱
HSQC	heteronuclear single quantum coherence	异核单量子相干谱
HMBC	heteronuclear multiple bond correlation	异核多碳相关谱
DMSO	dimethyl sulfoxide	二甲基亚砜
ESI-MS	electrospray ionization mass spectrometry	电喷雾电离质谱
HR-ESI-MS	high resolution electrospray ionization mass spectrometry	高分辨质谱
HPLC	high performance liquid chromatography	高效液相色谱
ELSD	evaporative light scattering detector	蒸发光散射检测器
IR	infrared radiation	红外光谱
UV	ultraviolet spectroscopy	紫外光谱
p-HPLC	preparation high performance liquid chromatography	制备型高效液相色谱
MTT	3-(4,5-dimethyl-2-thiazolyl)-2,5-diphenyl-2-H-tetrazolium bromide	3-(4,5-二甲基噻唑-2)-2,5-二苯基四氮唑溴盐
MTPA	α-methoxy-α-trifluoromethylphenylacetic acid	α-甲氧基-α-三氟甲基苯乙酰氯
TLC	thin layer chromatography	薄层色谱
TMS	tetramethyl silane	四甲基硅烷
m/z	ratio of mass/charge	质核比
PKs	polyketides	聚酮类化合物
PKSs	polyketide synthase	聚酮合酶
AT	acyltransferase	酰基转移酶
ACP	acyl carrier protein	酰基载体蛋白
KS	ketosynthase	酮合酶

KR	ketoreductase	酮还原酶
DH	dehydratase	脱水酶
TE	thioesterase	硫酯酶
MEK	mitogen-activated protein kinase kinase	促分裂素原活化蛋白激酶
ERK	extraceliular regulated protein kinases	细胞外调节蛋白激酶
RMSD	root-mean-square deviation	均方根偏差
FBS	fetal bovine serum	胎牛血清
PPI	protein-protein interaction	蛋白质-蛋白质相互作用
t_R	retention time	保留时间

参考文献

[1] David J Newman，Gordon M Cragg. Natural products as sources of new drugs over the nearly four decades from 01/1981 to 09/2019 [J] . J Nat Prod，2020，83：770-803.

[2] Mark S B. The role of natural product chemistry in drug discovery [J] . J Nat Prod，2004，67（12）：2141-2153.

[3] Andy P，Andy H. Getting the measure of biodiversity [J] . Nature，2000，405：212-219.

[4] David J N，Gordon M C. Natural products as sources of new drugs over the last 25 years [J] . J Nat Prod，2007，70：461-477.

[5] John M. Natural products in cancer chemotherapy，past，present and future [J] . Nat Rev Cancer，2002，2：143-148.

[6] Luo S L，Huang X J，Wang Y，et al. Isocoumarins from *American cockroach*（*Periplaneta americana*）and their cytotoxic activities [J] . Fitoterapia，2014，95：115-120.

[7] Bérdy J. Bioactive microbial metabolites，a personal view [J] . J Antibiot (Tokyo)，2005，58 (1)：1-26.

[8] 李瑶瑶，沈月毛 . 一些特异生境微生物的化学成分及其抗肿瘤活性研究 [J] . 有机化学，2013，33：1135-1143.

[9] 袁丽杰 . 植物根际微生物次级代谢产物研究进展 [J] . 安徽农业科学，2010，38：15471-15474.

[10] Lynch J M，Whipps J M. Growth and cell wall changes in rice roots during spaceflight [J] . Plant Soil，1990，129：1-10.

[11] 涂书新，孙锦荷，郭智芬，等 . 根系分泌物与根际营养关系评述 [J] . 土壤与环境，2000，9：64-67.

[12] Smalla K，Wachtendorf U，Heuer H，et al. Analysis of biolog gn substrate utilization patterns by microbial communities [J] . Appl Environ Microbiol，1998，64：1220-1225.

[13] Doumbou C L，Salove M K H，Crawford D L，et al. Actinomycetes，promising tools to control plant diseases and to plant growth [J] . Phytoprotection，2002，82：85-102.

[14] Tokala R K，Strap J L，Jung C M，et al. Novel plant-microbe rhizosphere interaction involving *Streptomyces lydicus* WYEC108 and the pea plant（*Pisum sativum*）[J] . Appl Environ Microbiol，2002，68：2161-2171.

[15] Whipps J M. Microbial interactions and biocontrol in the rhizosphere [J] . J Exp Bot，2001，52：487-511.

[16] Raju R，Gromyko O，Fedorenko V，et al. Juniperolide A：a new polyketide isolated from a terrestrial actinomycete，*Streptomyces* sp. [J] . Org Lett，2012，14：5860-5863.

[17] Gan M L，Liu Y F，Bai Y L，et al. Polyketides with new delhi metallo-β-lactamase 1 inhibitory activity from *Penicillium* sp. [J] . J Nat Prod，2013，76：1535-1540.

[18] Liu Y，Li X M，Meng L H，et al. Polyketides from the marine mangrove-derived fungus *Aspergillus ochraceus* MA-15 and their activity against aquatic pathogenic bacteria [J] . Phytochemistry Lett.，2015，12：232-236.

[19] Hu M，Yang X Q，Ding Z T，et al. Paraverrucsins A-F，antifeedant，and antiphytopathogenic polyketides from rhizospheric paraphaeosphaeria verruculosa and Induced bioactivity enhancement by coculturing with host plant dendrobium officinale [J] . ACS Omega，2020，5 (47)：30596-30602.

[20] Yuan J，Wang L，Huang S X，et al. Antibacterial pentacyclic polyketides from a soil-derived streptomyces [J] . J Nat Prod，2020，83 (6)：1919-1924.

[21] Wijeratne E M K，Turbyville T J，Zhang Z G，et al. Cytotoxic constituents of *Aspergillus terreus* from the

rhizosphere of *Opuntia versicolor* of the Sonoran Desert [J]. J Nat Prod, 2003, 66: 1567-1573.

[22] Zhang Y, Li X M, Shang Z, et al. Meroterpenoid and diphenyl ether derivatives from *Penicillium* sp. MA-37, a fungus isolated from marine mangrove rhizospheric soil [J]. J Nat Prod, 2012, 75: 1888-1895.

[23] Meng L H, Li X M, Liu Y, et al. Penicibilaenes A and B, sesquiterpenes with a tricyclo [6.3.1.0^{1,5}] dodecane skeleton from the marine isolate of *Penicillium bilaiae* MA-267 [J]. Org Lett, 2014, 16: 6052-6055.

[24] Wang Y, Luo S Y, Hua J, et al. Capitate glandular trichomes of *Paragutzlaffia henryi* harbor new phytotoxic labdane diterpenoids [J]. J Agric Food Chem, 2015, 63: 10004-10012.

[25] Gao H Q, Liu W Z, Zhu T J, et al. Diketopiperazine alkaloids from a mangrove rhizosphere soil derived fungus *Aspergillus effuses* H1-1 [J]. Org Biomol Chem, 2012, 10: 9501-9506.

[26] Che Q, Zhu T J, Keyzers R A, et al. Polycyclic hybrid isoprenoids from a reed rhizosphere soil derived *Streptomyces* sp. CHQ-64 [J]. J Nat Prod, 2013, 76: 759-763.

[27] Che Q, Zhu T J, Qi X, et al. Hybrid isoprenoids from a reeds rhizosphere soil derived actinomycete *Streptomyces* sp. CHQ-64 [J]. Org Lett, 2012, 14: 3438-3441.

[28] Gao H Q, Zhu T J, Li D H, et al. Prenylated indole diketopiperazine alkaloids from a mangrove rhizosphere soil derived fungus *Aspergillus effuses* H1-1 [J]. Arch Pharm Res, 2013, 36: 952-956.

[29] Guo K, Fang T T, Wang J Y, et al. Two new spirooxindole alkaloids from rhizosphere strain *Streptomyces* sp. xzqh-9 [J]. Bioorg Med Chem Lett, 2014, 24: 4995-4998.

[30] Meng L H, Du F Y, Li X M, et al. Rubrumazines A-C, indolediketopiperazines of the isoechinulin class from *Eurotium rubrum* MA-150, a fungus obtained from marine mangrove-derived rhizospheric soil [J]. J Nat Prod, 2015, 78: 909-913.

[31] Yang Y B, Yang F F, Miao C P, et al. Antifungal metabolites from the rhizospheric *Penicillium* sp. YIM PH 30003 associated with *Panax notoginseng* [J]. Phytochemistry Lett, 2015, 11: 249-253.

[32] Meng L H, Li X M, Lu C T, et al. Sulfur-containing cytotoxic curvularin macrolides from *Penicillium sumatrense* MA-92, a fungus obtained from the rhizosphere of the mangrove *Lumnitzera racemosa* [J]. J Nat Prod, 2013, 76: 2145-2149.

[33] Crevelin E J, Canova S P, Melo I S, et al. Isolation and characterization of phytotoxic compounds produced by *Streptomyces* sp. AMC 23 from red mangrove (*Rhizophora mangle*) [J]. Appl Biochem Biotechnol, 2013, 171: 1602-1616.

[34] Che Q, Li T, Liu X F, et al. Genome scanning inspired isolation of reedsmycins A-F, polyene-polyol macrolides from *Streptomyces* sp. CHQ-64 [J]. RSC Adv, 2015, 5: 22777-22782.

[35] Bungonsiri I, Anja G, Anfreas B, et al. Thailandins A and B, new polyene macrolactone compounds isolated from actinokineospora bangkokensis strain 44EHWT, possessing antifungal activity against anthracnose fungi and pathogenic yeasts [J]. J Agric Food Chem, 2016, 64 (25): 5171-5179.

[36] Wijeratne E M K, Turbyville T J, Fritz A, et al. A new dihydroxanthenone from a plant-associated strain of the fungus *Chaetomium globosum* demonstrates anticancer activity [J]. Bioorg Med Chem Lett, 2006, 14: 7917-7923.

[37] Liu K, Zheng Y K, Miao C P, et al. The antifungal metabolites obtained from the rhizospheric *Aspergillus* sp. YIM PH30001 against pathogenic fungi of *Panax notoginseng* [J]. Nat Prod Res, 2014, 28: 2334-2337.

[38] Miao F, Yang R, Chen D D, et al. Isolation, identification and antimicrobial activities of two secondary metabolites of *Talaromyces verruculosus* [J]. Molecules, 2012, 17: 14091-14098.

[39] Wang X J, Zhang J, Qian P T, et al. Three new cyclopentenone derivatives from *Actinoalloteichus nanshanensis*

十二元大环内酯类化合物研究

NEAU 119 [J]. J Asian Nat Prod Res, 2014, 16: 587-592.

[40] Guo W Q, Kong X L, Zhu T J, et al. Penipyrols A-B and peniamidones A-D from the mangrove derived *Penicillium solitum* GWQ-143 [J]. Arch Pharm Res, 2015, 38: 1449-1454.

[41] Yang Y B, Yang F F, Zhao L X, et al. A new polyoxygenated farnesylcyclohexenone from fungus *Penicillium* sp. [J]. Nat Prod Res, 2016, 30: 65-68.

[42] Aldridge D C, Galt S, Giles D, et al. Metabolites of *Lasiodiplodia theobromae* [J]. J Chem Soc, 1971, 9: 1623-1627.

[43] Lee K H, Hayashi N, Okano M, et al. Lasiodiplodin, a potent antileukemic macrolide from *Euphorbia splendens* [J]. Phytochemistry, 1982, 21: 1119-1121.

[44] Cao S, Hou Y, Brodie P, et al. Antiproliferative compounds of *Cyphostemma greveana* from a Madagascar dry forest [J]. Chem Biodivers, 2011, 8: 643-650.

[45] Nakamori K, Matsuura H, Yoshihara T, et al. Potato micro-tuber inducing substances from *Lasiodiplodia theobromae* [J]. Phytochemistry, 1994, 35 (4): 835-839.

[46] Yang R Y, Li C Y, Lin Y C, et al. Lactones from a brown alga endophytic fungus (No. ZZF36) from the South China Sea and their antimicrobial activities [J]. Bioorg Med Chem Lett, 2006, 16: 4205-4208.

[47] Shao T M, Zheng C J, Han C R, et al. Lactones from *Ficus auriculata* and their effects on the proliferation function of primary mouse osteoblasts in vitro [J]. Bioorg Med Chem Lett, 2014, 24: 3952-3955.

[48] An Y N, Zhang X, Zhang T Y, et al. Penicimenolides A-F, resorcylic acid lactones from *Penicillium* sp, isolated from the rhizosphere soil of *Panax notoginseng* [J]. Scientific Reports, 2016, 6: 27396.

[49] Chen S, Liu Z, Liu H, et al. Lasiodiplactone A, a novel lactone from the mangrove endophytic fungus *Lasiodiplodia theobromae* ZJHQ1 [J]. Org Biomol Chem, 2017, 15: 6338-6341.

[50] Oyama H, Sassa T, Ikeda M. Structures of new plant growth inhibitors, *trans*- and *cis*-resorcylide [J]. Agric Biol Chem, 1978, 42: 2407-2409.

[51] Richter J, Sandjo L P, Liermann J C, et al. 4-Dechloro-14-deoxyoxacyclododecindione and 14-deoxy-oxacylododecindione, two inhibitors of inducible connective tissue growth factor expression from the imperfect fungus *Exserohilum rostratum* [J]. Biorg Med Chem, 2015, 23: 556-563.

[52] Kumar C G, Mongolla P, Sujitha P, et al. Metabolite profiling and biological activities of bioactive compounds produced by *Chrysosporium lobatum* strain BK-3 isolated from Kaziranga National Park, Assam, India [J]. SpringerPlus, 2013, 2: 122.

[53] Lai S, Shizuri Y, Yamamura S, et al, Novel curvularin-type metabolites of a hybrid strain ME 0005 derived from *Penicillium* citreo-viride B. IFO 6200 and 4692 [J]. Tetrahedron Lett, 1989, 30: 2241-2244.

[54] Greve H, Schupp P J, Eguereva E, et al. Apralactone A and a new stereochemical class of curvularins from the marine fungus *Curvularia* sp. [J]. Eur J Org Chem, 2008.

[55] Liu L, Shi R, Cheng Y Y, et al. Protective effect of saponins from Panax notoginseng against doxorubicin-induced cardiotoxicity in mice [J]. Planta Med, 2008, 74: 203-209.

[56] Zhou H, Yang Y B, Duan R T, et al. Neopeapyran, an unusual furo [2, 3b] pyran analogue and turnagainolide C from a soil *Streptomyces* sp. S2236 [J]. Chin Chem Lett, 2016, 27 (7): 1044-1047.

[57] Song Y P, Zhang J, Chen G. Isolation and characterization of thiolutin from *Sterptomyces* sp. KIB0393 [J]. Heteroletters, 2015, 5: 21-26.

[58] Liu K, Zheng Y K, Miao C P, et al. The antifungal metabolites obtained from the rhizospheric *Aspergillus* sp. YIM PH30001 against pathogenic fungi of *Panax notoginseng* [J]. Nat Prod Res, 2014, 28: 2334-2337.

[59] Zhu H J, Li W X, Hu D B, et al. Discussion of absolute configuration for bioactive *Griseusins* by comparing computed optical rotations and electronic circular dichroism with the experimental results [J]. Tetrahedron, 2014, 70: 8236-8243.

[60] Yu H, Li W X, Wang J C, et al. Pestalotiopsin C, stereochemistry of a new caryophyllene from a fungus of *Trichoderma* sp. and its tautomerization characteristics in solution [J]. Tetrahedron, 2015, 71: 3491-3494.

[61] He P, Wang X F, Guo X J, et al. Vibrational circular dichroism study for natural bioactive schizandrin and re-assignment of its absolute configuration [J]. Tetrahedron Lett, 2014, 55: 2965-2968.

[62] He J B, Ji Y N, Hu D B, et al. Structure and absolute configuration of penicilliumine, a new alkaloid from *Penicillium* commune 366606 [J]. Tetrahedron Lett, 2015, 71: 3491-3494.

[63] Yang Q, Asai M, Matsuura H, et al. Potato micro-tuber inducing hydroxylasiodiplodins from *Lasiodiplodia theobromae* [J]. Phytochemistry, 2000, 54: 489-494.

[64] Li P, Takahashi K, Matsuura H, et al. Novel potato micro-tuber-inducing compound, (3*R*, 6*S*)-6-hydroxylasiodiplodin, from a strain of *Lasiodiplodia theobromae* [J]. Biosci Biotechnol Biochem, 2005, 69: 1610-1612.

[65] Nukina M, Sassa T, Oyama H, et al. Structures and biological activities of fungal macrolides, pyrenolide and resorcylide [J]. Koen Yoshishu-Tennen Yuki Kagobutsu Toronkai 22nd, 1979: 362-369.

[66] Aldridge D C, Galt S, Giles D, et al. Metabolites of *Lasiodiplodia theobromae* [J]. J Chem Soc, 1971, 9: 1623-1627.

[67] Xie L W, Ouyang Y C, Zou K, et al. Isolation and difference in anti-*Staphylococcus aureus* bioactivity of curvularin derivates from the fungus *Eupenicillium* sp. [J]. Appl Biochem Biotechnol, 2009, 159: 284-293.

[68] Li J, Xue Y Y, Yuan J, et al. Lasiodiplodins from mangrove endophytic fungus *Lasiodiplodia* sp. 318 # [J]. Nat Prod Res, 2015, 29: 1-6.

[69] Chen S H, Liu Z M, Li H X, et al. β-Resorcylic acid derivatives with α-glucosidase inhibitory activity from *Lasiodiplodia* sp. ZJ-HQ₁, an endophytic fungus in the medicinal plant *Acanthus ilicifolius* [J]. Phytochemistry Lett, 2015, 13: 141-146.

[70] Jiang C S, Zhou R, Gong J X, et al. Synthesis, modification, and evaluation of (*R*)-de-*O*-methyllasiodiplodin and analogs as nonsteroidal antagonists of mineralocorticoid receptor [J]. Bioorg Med Chem Lett, 2011, 21: 1171-1175.

[71] Colin J B. New macrocyclic lactones from a Penicillium species [J]. J Nat Prod, 1997, 60: 1023-1025.

[72] Zhang L, Ma W Q, Xu L L, et al. Efficient total synthesis of (*S*)-dihydroresorcylide, a bioactive twelve-membered macrolide [J]. Chin J Chem, 2013, 31: 339-343.

[73] Xu Y Q, Zhou T, Patricia E A, et al. Insights into the biosynthesis of 12-membered resorcylic acid lactones from Heterologous production in *Saccharomyces cerevisiae* [J]. ACS Chem Biol, 2014, 9: 1119-1127.

[74] Poling S M, Wicklow D T, Rogers K D, et al. Acremonium zeae, a protective endophyte of maize, produces dihydroresorcylide and 7-hydroxydihydroresorcylides [J]. J Agric Food Chem, 2008, 56: 3006-3009.

[75] Zhang P, Meng L H, Mándi A, et al. Structure, absolute configuration, and conformational study of resorcylic acid derivatives and related congeners from the fungus *Penicillium brocae* [J]. RSC Adv, 2015, 5: 39870-39877.

[76] Su B N, Park E J, Mbwambo Z H, et al. New chemical constituents of *Euphorbia quinquecostata* and absolute configuration assignment by a convenient mosher ester procedure carried out in NMR tubes [J]. J Nat Prod, 2002, 65: 1278 - 1282.

［77］ Lee I K，Seok S J，Kim W G，et al. Diaporthin and orthosporin from the fruiting body of *Daldinia concentrica* ［J］. Mycobiology，2006，34：38-40.

［78］ Xu Y Q，Zhou T，Zhang S W，et al. Thioesterase domains of fungal nonreducing polyketide synthases act as decision gates during combinatorial biosynthesis ［J］. J Am Chem Soc，2013，135：10783-10791.

［79］ Trifonov L S，Bierj J H，Prewo R，et al. Isolation and structure elucidation of three metabolites from *Verticillium intertextum*：sorbicillin，dihydrosorbicillin and bisvertinoquinol ［J］. Tetrahedron，1983，39：4243-4256.

［80］ Ying Y M，Zhan Z J，Ding Z S，et al. Bioactive metabolites from *Penicillium* sp. P-1，a fungal endophyte in *Huperzia serrata* ［J］. Chem Nat Comp，2011，47：541-544.

［81］ Xuan Q C，Huang R，Miao C P，et al. Secondary metabolites of endophytic fungus *Trichoderma* sp. YM 311505 of *Azadirachta indica* ［J］. Chem Nat Comp，2014，50：139-141.

［82］ Kim S B，Chang B Y，Hwang B Y，et al. Pyrrole alkaloids from the fruits of *Morus alba* ［J］. Bioorg Med Chem Lett，2014，24：5656-5659.

［83］ Chang R J，Wang C H，Zeng Q，et al. Chemical constituents of the stems of *Celastrus rugosus* ［J］. Arch Pharm Res，2013，36：1291-1301.

［84］ Feng W S，Li K K，Zheng X K. Studies on chemical constituents in *Forsythia suspensa*（Thunb.）Vahl ［J］. Chinese Pharmaceutical Journal，2009，44：490-492.

［85］ Flamini G，Antognoli E，Moreli I. Two flavonoids and other compounds from the aerial parts of *Centaurea bracteata* from Italy ［J］. Phytochemistry，2001，57：559-564.

［86］ Bourguignon J J，Schoenfelder A，Schmitt M，et al. Analogues of γ-hydroxybutyric acid，synthesis and binding studies ［J］. J Med Chem，1988，31：893-897.

［87］ Elimat T E，Raja H A，Day C S，et al. Greensporones：resorcylic acid lactones from an aquatic *Halenospora* sp. ［J］. J Nat Prod，2014，77：2088-2098.

［88］ Tian Y Q，Lin X P，Liu J，et al. Ascomycotin A，a new citromycetin analogue produced by *Ascomycota* sp. Ind19F07 isolated from deep sea sediment ［J］. Nat Prod Res，2015，29：820-826.

［89］ 殷志琦，陈占利，张健，等. 药用真菌竹黄的化学成分研究 ［J］. 中国中药杂志，2013，38：1008-1012.

［90］ Hybelbauerová S，Sejbal J. Chemical constiturnts of *Stereum subtomentosum* and two other birch-associated basidiomycetes：an interspecies comparative study ［J］. Chem Biodivers，2008，5：743-750.

［91］ Yaoita Y，Amemiya K，Ohnuma H，et al. Sterol constituents from five edible mushrooms ［J］. Chem Pharm Bull，1998，46：944-950.

［92］ Jones D F，Moore R H，Crawley G C. Microbial modification of mycophenolic acid ［J］. J Chem Soc，1970，12：1725-1737.

［93］ Mitsuhashi S，Takenaka J，Iwamori K，et al. Structure-activity relationships for inhibition of inosine monophosphate dehydrogenase and differentiation induction of K562 cells among the mycophenolic acid derivatives ［J］. Bioorg Med Chem，2010，18：8106-8111.

［94］ Ubukata M，Takamori H，Ohashi M，et al. Mycophenolic acid as a latent agonist of PPARγ ［J］. Bioorg Med Chem Lett，2007，17：4767-4770.

［95］ Habib E，León F，Bauer J D，et al. Mycophenolic derivatives from *Eupenicillium parvum* ［J］. J Nat Prod，2008，71：1915 - 1918.

［96］ Sanchez J F，Entwistle R，Hung J H，et al. Genome-based deletion analysis reveals the prenyl xanthone biosynthesis pathway in *Aspergillus nidulans* ［J］. J Am Chem Soc，2011，133：4010-4017.

[97] Jing L L, Cha H C, Lee S H, et al. A facile synthesis of emodin derivatives, emodin carbaldehyde, citreorosein, and their 10-deoxygenated derivatives and their inhibitory activities on μ-calpain [J]. Arch Pharm Res, 2012, 35: 447-454.

[98] Khisal A A, Nair B G, Gallo C, et al. Screening of microbial extracts for tyrosine kinase inhibitors [J]. J Antibiot, 1997, 50: 264-266.

[99] Figueroa M, Jarmusch A K, Raja H A, et al. Polyhydroxyanthraquinones as quorum sensing inhibitors from the Guttates of *Penicillium restrictum* and their analysis by desorption electrospray ionization mass spectrometry [J]. J Nat Prod, 2014, 77: 1351-1358.

[100] Rahman A U, Sultana N, Shahwar D, et al. Two new fatty esters from *Rhazya stricta* roots (*Apocynanaceae*) [J]. Nat Prod Res, 2008, 22: 1350-1354.

[101] Tanada Y, Mori K. Synthesis and absolute configuration of (－)-neuchromenin, a neurotrophic metabolite of *Eupenicillium javanicum* var. *meloforme*, and its enantiomer [J]. Eur J Org Chem, 2001, 25: 1963-1966.

[102] 沈路路，卢燕，程志红，等. 虎杖的抗补体蒽醌类成分及其作用靶点 [J]. 中草药，2013，44: 2502-2507.

[103] Stewart M, Capon R J, Lacey E, et al. Calbistrin E and two other new metabolites from an Australian isolate of *Penicillium striatissporum* [J]. J Nat Prod, 2005, 68: 581-584.

[104] Song Q Y, Nan Z B, Gao K, et al. Antifungal, phytotoxic, and cytotoxic activities of metabolites from *Epichloë bromicola*, a fungus obtained from *Elymus tangutorum* Grass [J]. J Agric Food Chem, 2015, 63: 8787-8792.

[105] Winssinger N, Barluenga S. Chemistry and biology of resorcylic acid lactones [J]. Chem Commun, 2007: 22-36.

[106] Xu Y, Zhou T, Zhou Z, et al. Rational reprogramming of fungal polyketide first-ring cyclization [J]. Proc Natl Acad Sci U S A, 2013, 110: 5398-5403.

[107] Thomas R. A biosynthetic classification of fungal and streptomycete fused-ring aromatic polyketides [J]. Chem Bio Chem, 2001, 2: 612-627.

[108] Kornfuehrer T, Eustáquio A S. Diversification of polyketide structures via synthase engineering [J]. Med Chemcomm, 2019, 10 (8): 1256-1272.

[109] Barajas J F, Blake-Hedges J M, Bailey C B, et al. Engineered polyketides: synergy between protein and host level engineering [J]. Synth Syst Biotechnol, 2017, 2 (3): 147-166.

[110] Horsman M E, Hari TPA, Boddy C N. Polyketide synthase and non-ribosomal peptide synthetase thioesterase selectivity: logic gate or a victim of fate? [J]. Nat Prod Rep, 2016, 33 (2): 183-202.

[111] Hwang S, Lee N, Cho S, et al. Repurposing modular polyketide synthases and non-ribosomal peptide synthetases for novel chemical biosynthesis [J]. Front Mol Biosci, 2020, 7: 87.

[112] Herbst D A, Townsend C A, Timm M. The architectures of iterative type I PKS and FAS [J]. Nat Prod Rep, 2018, 35 (10): 1046-1069.

[113] Boulton T G, Nye S H, Robbins D J, et al. ERK: a family of Protein serine/threonine kinases that are activated and tyrosine phosphorylated in response to insulin and NGF [J]. Cell, 1991, 64: 663-675.

[114] Karin M. The regulation of AP-1 activity by mitogen-activated protein kinase [J]. J Biol Chem, 1995, 270: 16483-16486.

[115] Kitchen D B, Decornez H, Furr J R, et al. Docking and scoring in virtual screening for drug discovery:

methods and applications [J] . Biochim Biophys Acta，2007，1773：1263-1284.

[116] Xenarios I，Salwinski L，Joyce Duan X Q，et al. Dip：the database of interacting proteins [J] . Nucleic Acids Res，2000，28：289-291.

[117] Alfarano C，Andrade C E，Anthony K，et al. The biomolecular interaction network database and related tools 2005 update [J] . Nucleic Acids Res，2015，33：D418-D424.

[118] Mishra G R，Suresh M，Kumaran K，et al. Human protein reference database-2006 update [J] . Nucleic Acids Res，2006，34：D411-D414.

[119] Kerrien S，Yasmin A F，Aranda B，et al. Intact-open source resource for molecular interaction data [J] . Nucleic Acids Res，2007，35：D561-D565.

[120] Xu Y Z，Lin H J，Meng N N，et al. YL529，a novel，orally available multikinase inhibitor，potently inhibits angiogenesis and tumour growth in preclinical models [J] . Br J Pharmacol，2013，169：1766-1780.

[121] Winter A，Wildenhain J，Tyers M. Biogrid rest service，biogridplugin 2 and biogrid webgraph：new tools for access to interaction data at biogrid [J] . Bioinformatics，2011，27：1043-1044.

[122] Fu L L，Zhang S Y，Zhang L，et al. Systems biology network-based discovery of a small molecule activator BL-AD008 targeting ampk/zipk and inducing apoptosis in cervical cancer [J] . Oncotarget，2015，6：8071-8088.

[123] 赵烽，邱鹰昆，窦德强，等 . 仙人掌黄酮对活化巨噬细胞释放 NO 的抑制作用 [J] . 天然产物研究与开发，2008，20：956-959.

[124] 张俊艳 . 一种新的萘酚类衍生物 1-羟基-2-萘甲酸甲酯的抗炎作用及其作用机制的研究 [D] . 广州：南方医科大学，2012.